ケアのロジック

ケアのロジック

——選択は患者のためになるか

アネマリー・モル
田口陽子・浜田明範訳

水声社

本書は
《人類学の転回》叢書の一冊として
刊行された。

エリザベトとヨハネスに捧ぐ

目次

命令してくるボスに従わされることに比べたら、自分自身で自由に**選択**できるということは、歓迎すべき解放的なアイデアに聞こえるだろう。多くの場所や状況で、選択肢がもたらす自由は擁護される価値がある。しかし、**選択**がもたらすのは自由のみではない。さまざまな問題もまた付随してくる。

第一に、実践における「選択」は必ずしも自由を意味しない。権威のある人物が何らかの行為の道筋を示したうえで、さて、あなたはこれを**望んで**いますか？　と聞くかもしれない。「ノー」と言えないような形で聞いてくるかもしれない。その後で彼らは、ここでなされていることはすべて**あなたの選択**ですよ、と警告する。こうして、権威ある人びとの責任は隠される。示された道筋がうまくいかないのではないかと疑う人がいたとしても、「あなた自身が望んだことですよね」と言われてしまう。そして、何らかの理由でうまくいかなかった場合、責められるのは**あなた**だ——なんといっても、あなたの選択だったのだから。

第二に、自らの行為が他者に影響を与えるということを忘れてしまったり、わざと無視する人たちもいる。この序文を書いている今、新型コロナウイルスがグローバルなパンデミックを引き起こしており、多くの場所でロックダウンが行われている。新聞で、アメリカのどこかでロックダウンの解除を訴えている女性の写真を見かけた。彼女は感染のリスクをとることを望んでおり、これは「自分自身の選択」なのだと主張していた。しかし、このウイルスは感染の自覚がないうちに人びとのあいだに広まるので、彼女の感染は彼女だけのものではない。彼女の行為は本人の身体のみではなく、集団の構成員にも影響を与える。だから、彼女の選択は「自分自身の」ものではない。じつに多くの人びとが巻き込まれている。

本書で私は、選択という理想が有するさまざまな限界を詳しく論じている。私にとってとくに重要なのは、人が何かを選ぶということは、その人の好みだけではなく、可能性の条件にも依拠しているということだ。食べることを選ぶということは、食べ物がないと意味をなさない。そして、二〇二〇年の春という現時点で、COVID-19の予防接種を受けることは空虚な選択だ。あなたの好みがどうであれ、ワクチンはまだ存在しないのだから。世界中で大勢の研究者が開発に取り組んでいる。しかし、食べ物がない人が欲しいのは（選択ではなく）食べ物だ。そして、ワクチンがない以上、ウイルスの蔓延を遅らせて感染を避けることに貢献することが賢明であろう。

本書は選択の限界について語っているが、同時に、私たちがどのように生きていくのかについて考えるための別の方法も示している。世界を見わたせば、もちろん、さまざまな方法がある。本書では、オランダで糖尿病ケアについて研究するなかから拾い上げてきた、一つの（混合的で複雑な）方法をお見せする。これは選択を転換させるものではなく、別の形をとる。その方法は、**ケアのロジック**と呼べるものからできている。選択は単一のプロセスのなかに分岐点を形成するが、ケアすることは、反復しながら、調整しながら、なんどでもいじくってみることだ。それは、予期していなかったねじれや変化を受け入れながら状況の改善を試みることであり、同時になんども、今ここで、**改善すること**には何が伴うのかを問い続けることである。

本書は、糖尿病とともに生きる術を伝えるものではないし、この病気をもつ人びとをどのように支援するのかについても述べていない。私がフィールドワークを行ったのはもう二〇年も前になり、技術的な可能性は変化している。さらに、日本のヘルスケアの現状は、今のオランダで受け入れられているものとは異なる。しかし、これらは私の目的にとってさほど重要ではない。もっとも重要なのは、ここで述べられている実践の技術的な詳細ではなく、精神《スピリット》だからだ。実践のなかに示されている、生の扱い方。それが**ケアのロジック**である。

このロジックは、物事が予期しないねじれや変化をとる状況に適している。さまざまな状況が考えられるだろう。ここでもまた、現在猛威を振るっているパンデミックが挙げられる。私たちの置かれた現状は予想外のウイルスによって押しつけられたもので、そのウイルスのふるまいは人間の身体によって異なり、予測不可能である。ウイルスがどのように人口に広まるのかを示す疫学者のモデルは、たった一つの変数を少し動かすだけで、驚くほど異なる結果を示す。しかし、コントロールが不可能だからといって、放置《ネグレクト》していいわけではないし、冷笑《シニシズム》が求められているわけでもない。コントロールできない状況でも、ケアすることは可能だ。能力のかぎりを尽くしてやってみる。結果を確かめる。調整する。そしてまた試してみる。

私がもう一度この本（あるいは同種の本）を書くとしたら、コントロールの限界についてもっと強調するだろう。選択はコントロールを前提としている。技術の助けがあれば、私たちの望み通りに現実を従わせることができると想定している。しかし、現代のヘルスケアの技術がどれだけ目覚ましいものであろうとも、予期しない物事はつねに起きる。したがって、さらに多くの、さらに厳密なコントロールを夢見るよりも、人生における不安定なモメントに調和することを学んだほうが、そしてケアをしながら進んでいくほうがいいだろう。

本書は**ケアのロジック**の輪郭を描くが、プロトコルを提供したり、読者が単にコピー&ペーストできるような提案をするわけではない。そうではなく、本書で見つけてほしいのは、**インスピレーション**だ。

訳者の田口陽子さんと浜田明範さんは、本書を英語から日本語に翻訳するために尽力してくれた。こうして本書を読者であるあなたに届けてくれたことに、深く感謝している。ありがとう！　しかし、**あなた**にはさらなる翻訳の仕事が残されている。ここで関連づけられた物語について考えながら、ケアのロジックのどの部分を活用できるか、そのためにはどのような調整が必要か、なんども思いをめぐらすことになるだろう。インスピレーション〔生気を吹き込むこと〕といったのは、それぞれの状況において、本書のスピリット〔精神・生気〕を意味のあるものにする仕事が、あなたに託されているからだ。

それぞれの場所で、この翻訳に取り組んでもらえたら、ありがたく思う。幸運を、そしてケアを。

アネマリー・モル

プロローグ

本書では、「ケアのロジック」と「選択のロジック」という、病気に対処する二つの方法を比較していく。「ケアのロジック」が本書の中心的なトピックであり、「選択のロジック」が比較のための参照点となる。とはいえ、まずは、いくつかの物語から始めよう。個人的な経験とも言えるし民族誌的な観察とも言えるが、両者の違いはさほど重要ではない。本書を執筆するきっかけとなる出来事を説明し、本書の問題関心を素描するものである。

一つめの物語。一九八〇年代前半のことだった。オランダのテレビで、体外受精についての議論が放送されようとしていた。生物医療とその技術を研究する若きフェミニストだった私は、体外受精の可能性と問題点がどのように取りあげられるのかを見るために、テレビの前に座っていた。愛らしい赤ちゃんについての話は間違いなくあるだろう。それでは、この医学的介入の過程で女性に注射される大量のホルモンについてはどうだろうか。排卵と卵子の摘出のために何カ月も続けて女性の生活が制限されることに言及する人はいるだろうか。実現しない可能性が高いにもかかわらず、「自分たちの」子どもが欲しいという両親の希望が煽られていることについては深く論じられるだろうか。西洋の子どもたちに多くの感情や金銭がつぎ込まれる一方で、他の地域では飢餓や感染症で大量の子どもたちが亡くなっていることは話題に上らないだろう。いい保育所を作ることよりも子どもを作ることが優先されている理由も問われないだろう。それでも、興味があった。

導入と説明の後で、産婦人科医が発言を促された。しかし、彼はすぐに「患者」に話をふった。

彼の患者。彼女もそこにいる。多くの人の心に訴える女性だ。彼女自身も専門家かもしれないし、フェミニストかもしれないし、結婚後に仕事を辞めた人かもしれない。苦悩のなかにありながらも誇らしげに視聴者に語りかける。「はい、そうです。これまで、通常の方法では妊娠することはできませんでした。子どもが欲しくてしかたないんです」。だから、どんなリスクや欠点があっても体外受精を行っている。「自分自身の選択」なのだと彼女は言う。このときカメラは産婦人科医へと向けられた。「この女性の選択を否定するほどパターナリスティックなことはあるでしょうか」。議論は終わりだ。魔法の杖のように、「選択」という言葉が議論を終わらせた。治療が持ちうる利点と欠点、治療の善い点と悪い点のすべては個人的な関心へと変換された。それらは問われることすらなかった。興味深いことに、産婦人科医の言葉は、一〇年前にオランダで行われた中絶に関する議論からそのまま持ち出されたものだった。またこれだ。「パターナリスティック」という言葉は男性の傲慢さを喚起する。「彼女自身」という言葉は勇敢に響く。そして最後に、「選択」は人間を主体へと変える行為そのものである。なんといえばいいだろう。「選択」という言葉の魔法にどのように対抗すればいいのかという問いは、それ以来、私の頭を離れなくなった。

二つめの物語。それから一〇年後、私は研究と執筆を続けていた。そのときは、**選択と患者の自律性**について倫理学者と精神科医のあいだで行われる議論の司会として、中立的な第三者の立場で招かれていた。一人の倫理学者がケースを紹介した。ある日、精神病院の開放病棟のひとりの患者が起きたくないと言った。さて、あなたは彼がベッドに留まることを許可しますか（ここで「あなた」は、他者に選択の自由を与えたり与えなかったりする精神科医という安全な立場を意味している。どういうわけか、医療倫理における「あなた」が患者であることはない。とはいえ、本題に戻ろう）。出席していた倫理学者の多くはこのケースは単純だと考えていた。ベッドに留まる患者は誰にも危害を与えない。他者に危害を与えないかぎり自分で選択することを許可するのは、リベラリズムの大原則である。したいようにさせればいい。自分で選択させればいい。しかし、ひとりの倫理学者は問題を理解していた。もしその人が選択の主体としてふるまうことができなかったとしたらどうだろうか。つまり、患者である彼の精神障害についてどう考えるべきだろうか。狂気についての議論が続いて起きた。精神病院の患者はつねに「狂っていて」、選択することができないのか。それとも、精神的に異常だったり、重度の抑うつ状態だったり、病気に打ちのめされて困惑しているときにだけ、選択することができないのか。自律性についての問いは、精神科の診断についての問いと結びつけられた。すると倫理学者たちは口を閉ざしてしまった。診断の問題であれば、精神科医が専門家だ。

しかし、出席していた精神科医は診断についてはそれほど気にかけていないようだった。彼らは他のことに関心があった。精神科医のひとりが口を開いた。病棟では共同生活がなされているので、決められたルールに従うべきだ。彼によれば、家庭でも朝食は一緒に取らなければならない。そういったルーチンは、日々の生活を善いものにする。他の精神科医は、精神病院に入院した人はしばしば選択を行うことを**学ばなければ**ならないと強調した。それは治療の一部なのだ。だから、この患者が間違った選択によって（朝食を食べられなかったり昼間の活動に参加できなかったりという）負の結果に直面することになるのか、それとも彼を守るための一つの方法として起きるように勧められるべきなのかは、治療の段階によって変わるのだと。さらなる反応が他の方向からもいくつか寄せられた。そのうちの一つが印象的だった。引退した心理療法の教授によると、すべては予算の問題だという。彼は、施設の文脈を含めずにケースを提示した倫理学者を非難する。こういうジレンマは、スタッフが十分にいないときにのみ起きる。「十分なスタッフがいる病棟だったら、私なら患者のベッドの隣に看護師を座らせて**どうして**起きたくないのかを尋ねさせる。奥さんが午後に来ない日なのかもしれないし、二度と病院から出られないと怯えているのかもしれない。時間をとって彼に話をさせる」。心理療法士によれば、起きたくない人はケアを必要としている。ベッドに留まるという選択肢を彼に与えることは彼をほったらかし《ネグレクト》にすることであり、この点においては彼を強引に起こそうとすることと何ら変わらない。

これは参考になる。そうだ。「選択すること」と「選択させないこと」の対立だけでなく、その二つを合わせた**選択のロジック**といえるものがある。その一方で、まったく異なる代替物であり、ネグレクトとは対照的なケアのロジックがある。それから日々、何年にもわたって、私は考えている。ケアのロジックを明確に言語化する方法を見つけることは可能なのだろうか、と。

三つ目の物語。まだ九〇年代初頭のこと。私は妊娠していて三六歳だった。私が住んでいるオランダの専門家委員会は統計を分析し、三五歳以上の妊娠している女性は、羊水穿刺を受けてダウン症の胎児を中絶する選択肢が与えられるべきだという提言を行った。(健康な子どもが一人いたうえに熱中できる仕事もあり、それらの間でバランスをとることが十分に難しいという)自分の置かれている状況を考えて、私はアドバイスに従うことにした。休暇を取り、そのときに執筆していた本のためにフィールドワークをしていた病院にたまたま行くことになった。観察者から患者へという役割の変更は少し奇妙だ。それでも、私は検査台の上に寝そべり、超音波検査器のプローブ(探触子)がお腹の上を動くのを感じていた。フィールドワークの癖が抜けていなかったからか、あるいは単純に沈黙を破るためか、私は子宮に差し込まれる長い針を用意している看護師に話しかけた。「うまくいくといいんだけど」。検査をすることで自然流産する女性が数パーセントいることを、私たち二人は知っていた。看護師は短く答えた。「でも、自分で選んだことですよね?」。

家に帰った私は、自然流産の可能性を減らそうと、ソファに腰かけて律儀にも両脚をあげていた。

同時に、結局は（未来の本のための）フィールドワークになってしまったその日の出来事について、ノートをつけ始めた。ケアのロジックに従っていれば、看護師はなんと言っただろうか。「本当に。うまくいくといいですね」とか「ほとんどの場合は大丈夫ですよ」とか「心配ですよね？」とか。優しく触れてくれてもよかったかもしれない。あるいは少し時間を使って、私がおとなしくしているように勧めることもできたかもしれない。「午後はゆっくりと過ごしてくださいね」。しかし、彼女は選択のロジックを持ち出すことがお粗末なケアにつながりうることを見事に示してくれた。選択のロジックは、すべての間違いの重責を患者＝選択者の肩に負わせるのだ。

この二〇年以上の間、「選択」、より正確には「患者の選択」は、より一層、注目を集めてきた。それはまた、人びとの人気も集めてきた。そのあいだ、私は「選択」を疑うためのいくつもの理由を積みあげてきた。だから、ＺＯＮ／Ｍｗ（健康に関する研究開発のためのオランダの助成機関）が二一世紀の初めに「患者の選択の可能性を増やす」ことを意図した研究に対する助成を行ったとき、私は研究計画書を書いた。それは次のように始まる。「強制」と比較すれば、「選択」はだいたい素晴らしいものとなるだろう。では、「ケア」と比較したらどうだろうか。「ケア」は穏やかな形の「強制」なのだろうか。それとも、何かまったく異なることが起こっているのだろうか。助成を受けたことで、私は、特定のケアの活動について、ここで挙げた例よりも詳細に調査することができた。繰り返し分析を行い、少しずつ本書を書いた。もちろん本書では、ケアの実践は強制とはまったく異なると主張していく。ケアは、それ自体のロジックを持っている。ケアのロジック。それ

《コメット通信》のこれまでの主な執筆者

浅沼圭司
石井洋二郎
伊藤亜紗
小田部胤久
金子遊
木下誠
アナイート・グリゴリャン
桑野隆
郷原佳以
小沼純一
小林康夫
佐々木敦
佐々木健一
沢山遼
管啓次郎
鈴木創士
筒井宏樹
イト・ナガ
中村邦生
野田研一
橋本陽介
エリック・ファーユ
星野太
堀千晶
ジェラール・マセ
南雄介
宮本隆司
毛利嘉孝
オラシオ・カステジャーノス・モヤ
安原伸一朗
山梨俊夫
結城正美

についてどのように語ればいいだろうか。

第一章　二つのロジック

個人の選択は、広く称賛されている理想である。当たり前だ。他者に支配されたい人などいるだろうか。それでも、本書はこの理想を疑うことから始める。私は、すべての選択を疑うわけではないが、選択の普遍化を疑う。選択をつねに希求することは、「善いケア」のような他の理想を抑圧する。本書が焦点を当てるヘルスケアにおいては、「患者の選択」と「善いケア」はときに互いに補いあうかもしれないが、衝突することのほうが多い。「患者の選択」を促進するようにデザインされた実践は、「善いケア」を保証するように作られてきた既存の実践を台無しにする。（専門家としてであれ患者としてであれ）ヘルスケアに直接かかわっている人びとは、残念な話を知っている。どれだけ魅力的に聞こえようとも、実現する段になると、「患者の選択」は期待されているような改善をつねにもたらすわけではない。それはなぜなのだろうか。どこで道を間違えるのだろうか。

これらの問いに答えるために、「個人の選択」と「善いケア」の二つの理想がそれ自体で個別に持つ利点を検討するのではなく、両者が結びついているいくつかの典型的なケースを解きほぐすことにしよう。(1)

ヘルスケアに関する学術的な議論では、「ケア」はしばしば「治療《キュア》」と区別される。このさい「ケア」は、体を洗うことや食事を食べさせること、包帯を巻くことなどの、日常生活をより耐えやすくするための活動に使われる。他方で「治療」は治癒の可能性を示唆しており、病気のプロセスへの介入を指す言葉として用いられる。本書では、考え抜いた結果、この区分を避けることにした。実践においては「ケア」と「治療」に振り分けられた活動は重複する。(ケアのための)食べ物と(治療のための)薬が身体に与える影響は似ている。ケアのために包帯を巻くことは、治療の役にも立つだろう。さらにいえば、今日、医師のもとを訪れる人びとの病気の多くは慢性のものである。そこでは、いわゆる治療は回復につながるものではなく生活をより耐えやすくするものであり、治療はケアの一形態である。このように、慢性疾患の人びとの生活と身体に対する介入が、しばしば知識集約的で科学技術に依存していたとしても、それらの介入をケアと呼ぶ正当な理由がある。だから私は「治療」という言葉を省略して「ケア」についてのみ語っていく。その過程で、ケアという言葉の意味は少しずつ変化するだろう。

「患者の選択」と「善いケア」を比較するために私が分析してきたのは、オランダで糖尿病を治療する実践であり、糖尿病とともに生きる実践である。だから、私の物語はとても限定的なものである。物語がローカルだからといって、その意義もローカルだというわけではない。私は、この特定の場所と状況から何を運び出すことができて、何を運び出せないのかを吟味することからはじめるわけではない。とはいえ、この限定性のおかげで（限定性にもかかわらずというわけではなく）物語が強力になり、「善いケア」の重要性が理解されることを望んでいる。「善いケア」は大切な理想であり、「患者の選択」を手繰り寄せるために投げ捨てるべきではない。注意してほしい。「善いケア」について語るための事例として「オランダにおける糖尿病のケア」を採用するからといって、私が調査した特定のクリニックやオランダのヘルスケアの全体が素晴らしいわけではない。たくさんの改善すべき点がある。しかし、そしてこれが私の言いたいことなのだが、患者の選択を強調し続けることは、期待されているような改善をもたらさない。患者の選択をヘルスケアに導入することは、私たち患者のための空間を作り出すための（最終的な）答えではない。そのかわりに、日々の実践を、病気の複雑さに必ずしもうまくフィットしないやり方へと変化させる。私は、ケアの伝統には、病気とともにある生に対処するためのより適切なレパートリーが含まれていると主張したい。選択を夢見ることでケアの実践をかき乱すよりも、ケアそれ自体を改善しようとするほうが賢明だろう。ケアそれ自体の観点から。では、どのような言葉でケアとその特徴について語ればいいのだろうか。善いケアという理想は、沈黙のうちに実践に組み込まれており、自らについて語る言葉を持たない。脅かされている今こそ、言葉にするときである。これをやってみようと思う。本書で私は、糖尿病の治療と糖尿病とともにある生について、言葉を探し求めながら語る。目的は、善

いケアについて語れるようになるために、善いケアの特徴を明確にすることにある。(2)

西洋というクリシェ

本書には、病院の内外における、糖尿病の治療や糖尿病とともに生きることに関するスナップショット的な物語が含まれている。たとえば、ヤンセンさんが数滴の血を採るために指に針を刺す方法を教わるシーンがある。彼女は血糖値を測定するために、テストストリップの上に血を垂らしたり、それを血糖値測定器に挿入したりすることを学ぶ。ゾーマーさんも同じことを勧められるが、彼は自分で測定することを日常生活の中に組み込むことはできないようだ。なぜだろう。それから、リース・ヘンストラさん。彼女は、食べるのが好きな家庭で育ったから食べ過ぎてしまうのだとインタヴュアーに説明する。どのタイプの血糖値測定器がそれぞれの患者の日常生活にもっともよく合うのかを考える糖尿病担当の看護師がいる。そして、医師たちもいる。本書で「医師《ザ・ドクター》」として一括りにされている彼女たちは、患者が有用な技術と日常生活をうまく調整することを手伝う。出来事と会話の引用を用いながら、私は、少しずつ「善いケア」を具体化していく。しかし、この作業を始める前に、少し回り道をしておきたい。舞台を整えたいのだ。「選択」と「ケア」が衝突する舞台は、診察室や患者の日々の生活に限定されるわけではない。それよりもはるかに大きい。その舞台は、「西洋」だともいえるかもしれない。

個人の選択は、ヘルスケアで理想として称賛されているだけではない。それはどこにでも現れる。学校を運営するとき、子どもを育てるとき、仕事を見つけるとき、家を建てるとき、料理を作るとき、作曲するとき、メディアに融資するとき――リストはどこまでも続く。人びとは他者を犠牲にして自律性を謳歌するべきではないが、自律的であるべきである。さらに、これは単なる強い道徳観ではない。自律性と他律性の差異は、「西洋」と「他者」の差異を印づけるようにもなっている。この文脈では、西洋は人びとが個人の選択を行う場所／時間として型にはめられ、「他者」はコミュニティに埋め込まれているとされる。神や伝統や集団が「彼らの」生活に意味や一貫性を与える。「われわれ西洋人」は、反対に、啓蒙主義よりこのかたそのような堅苦しい拘束から自由であるとされる。しかし、それぞれの特徴はあいまいなままにされがちだ。「私たち」の解放はヴォルテールと彼の友人たちがいた二〇〇年前に起きたのか。それとも、若者の反乱や経口避妊薬と同じように一九六〇年代まではなかったのか。「われわれ」や「西洋」には正確には誰が属しているのか。真に世俗化された人だけなのか、それとも宗教を私生活のなかにとどめている人も含まれるのか。合理主義者だけか。男だけか。高学歴の人だけか。それとも、いわゆる西洋の国に暮らしているすべての人か。アメリカ合衆国の南部の原理主義者は含まれるのか。シンガポールやリオデジャネイロやヨハネルベルグやベイルートの住民はどうだろう。これらの問いが直接的に問われないかぎり、「われわれ」の境界はあいまいなまま自明視される。重要なことは、「われわれ」は個人化されていて自律的であるということだ。「われわれ」を近代的にし、「西洋」に属する者にするのは、まさにこのことなのだ。

学術的な議論では、この新植民地主義的なイデオロギーによる暴力は、様々な批判にあってきた。それらの議論は、非西洋を戯画化しようとする全方位的な動きにさまざまな方法で対抗してきた。何人かの著者は、彼らが知っている非西洋の文化における「自己（self-hood）」は、完全に「個人主義的」ではないが、「集合性のなかに埋没している」わけでもないと主張した。[3] 他の者は、サトウキビプランテーションや長距離航海船や港湾や工場で働いた（そして若くして死んだ）人びとについて語ることで、その時代に個人化を果たした——非常に少数の——人びとが置かれていた具体的な条件を提示した。[4] また他の著者たちは、「個人化」が機能しなかった場所や状況を記述した。西アフリカを例にとろう。ロンドンのコーヒーハウスやパリのサロンやアムステルダムの株式市場の人びとが個人の自由を謳歌していたときに、西アフリカの人びとは（イギリスとフランスとオランダの）奴隷貿易から身を守るために互いに依存しなければならなかった。孤立した個人には隠れる場所などなかっただろう。[5] このような方法で、ポストコロニアル研究は啓蒙主義の幻想が自己満足にすぎないことを批判してきた。私もこうした潮流に貢献したいと思っている。ただし、「他者」についての悪質なクリシェへの反論に加勢することによってではない。「西洋」についての悪いクリシェを再調整することによってだ。[6]

「西洋」の「われわれ」は本当に自律的な個人なのだろうか。答えはノーだ。「われわれ」はそうではない。これは独自の見解ではなく、なんども主張されてきたことだ。社会学者は、すべての人間は裸の無防備な状態で生まれてきて、生存のために何年も他者に依存しなければならないことを強調してきた。大人の西洋人でさえ互いに依存している。自分の食べ物を育てることも、服を縫うことも、墓を掘ることもなくなってから、ますますそうなっている。社会学者のなかには、「自由社会」の人びとが実際にどのように選択するのかを研究してきた人もいる。彼らは、選択することは多大な労力を必要とすること、その労力はすべての人が費やさなければならないものではないし、費やしたいと思っているわけでもないことを明らかにしてきた。また「われわれ」は、結局のところよく似たものを選ぶことになることも発見されてきた。さらに、自律性は他律性の反対などではまったくないのだと主張してきた研究者もいる。むしろ選択を切望し、選択するために多くの投資を行うように人びとを変えることは、規律訓練のための技法なのだ(7)。

こうしてみると、「西洋」の「われわれ」は、私たちが考えるほど多くの「選択肢」を持ってはいないし、それほど「選択」することが好きではないし、最終的に人とは違うことをするような形で「選択」を用いていないし、選択肢を持つことで自由になってもいない。なのに、騙されている。さらに、「選択」という理想の他にも、「西洋」には多くの理想が流通している。たとえば、連帯、正義、相互尊重、そしてケア。そう、ケア。本書は明らかに、ケアの重要性をはじめて強調する本ではない。それは、さまざまなやり方ですでになされてきた。神学者は、ケアを、慈善や愛に由来する無私の活動だとしてきた。人類学者は、ケアの流動的な循環と、交換における計算された互酬性を対比的に扱ってきた。ケアを贈与として位置づけたのだ。労働社会学では、多くの人が自らの仕事に捧げるケアと献身は、雇用契約の形式にはまったくそぐわないことが示されてきた。そして、親から子へのケアがある。このケアは賃金労働とどのように異なっていて、また、どのように結びついているのだろうか。あるいは別の質問をするならば、（母親の）温かさだけがケアにふさわしいのだろうか。それとも、（父親の）規律も同様に必要不可欠なのだろうか。最後に、ケアは倫理学でも議論されてきた。ケアの倫理学者は、「善いケア」は（倫理学の伝統が正義を擁護しようとしてきたようには）原則として一般的に擁護することのできる理想ではないと主張する。そのかわりに、人びとが日々の生活のなかで繰り返しなんども、形作り、考案し、適応させるものだとする。[8]

これらの短いセンテンスのそれぞれが、一つの本棚に対応している。神学、人類学、社会学、教育学、倫理学、いずれのヴァージョンのケアも、「西洋」が単純に啓蒙されているわけではないという事実を強調している。西洋は合理性や自律性や選択を称賛するだけでなく、豊潤で多層的なケアの伝統も持っている。この主張はすでになされているので、私がする必要はない。それでも、私には付け加えたいことがある。糖尿病とともにある日々の生活におけるケアの特徴を解きほぐすことによって、優しさや献身や寛容さとのあまりにも直接的な連想から「ケア」を解き放つことができる。優しさや献身や寛容さが日々の生活に無関係だということではない。それらは極めて重要だ。[9]しかし、まずもって「思いやりのある愛」と結びつけられている限り、ケアは科学技術と正反対のものとして位置づけられてしまう。近代世界における前近代の残余。そのようなケアは親切心にもとづくおまけとして与えられることもあるだろうが、科学技術に食われてしまうかもしれない。いずれの場合も、ケアと科学技術は相互に排他的とされる。でも、本当にそうなのだろうか。ケアは科学技術の**他者**なのだろうか。前者は人間的で友好的なのに対して、後者は戦術的で合理性にのみ依拠しているのだろうか。まさにここが私が介入したい場所だ。私が取りあげるケアは、科学技術と対立するものではなく、科学技術を含みこんでいる。そして、透明で予測可能なものではなく、取り扱いに注意《ケア》を必要とするものだ[10]。

「西洋」は（どこからどこまでを含むことにしても）同質的であったことはない。たくさんの恐怖とともに、「西洋」には複数の理想が包含されており、「善いケア」はそのような理想の一つだ。善いケアが「西洋」の理想の一部であることを否定することは、内向きの植民地主義の一形態である。それは、「西洋」を単純化する。複数の伝統のなかのただ一つの伝統が支配的だと断じることで、かつてなかったほどにその一つの伝統を支配的にし、「西洋」をその伝統へと還元する。それは善いケアを抑圧する。患者の周縁化に加担し、身体とその病気に寄りそうことはおろか、それについて考えることさえ難しくする。善いケアが「西洋」の理想の一部であることの否定はまた、ほったらかし《ネグレクト》の隠ぺいにも加担する。このほったらかし《ネグレクト》という言葉は私たちのボキャブラリーから消え去ろうとしている。最後に、この否定は、「西洋」と「他者」の亀裂を広げることに寄与する。これは、（狂暴化するウイルスや地球に生きる私たちの生態学的な限界といった）私たちが共有している問題によりよく立ち向かう方法ではないし、（富める者と貧しい者の対立や、健康な人びとと腸内感染やマラリアにかかっている人や飢餓で苦しむ人やＡＩＤＳによって死のうとしている人のあいだの対立といった）他の対立をよりよく検討するための方法でもない。これが、本書のグローバルな文脈であり、本書の背後にある主要な動機でもある。私は、美味しい食べ物や温かくて安全なベッドが好きだ。しかし私は、「他者」から切り離された「西洋」の一部でありたいとは思わない。偉そうに指示されることを恐れるあまり、配慮《ネグレクト》のなさに向き合うことすらできない状況に陥りたくはない。「善いケア」が何をもたらすのかを明確にすることは、このような不愉快な支配から逃れるための試みである。選択という単一の理想とそれと結びついた合理主義によって、西洋の他のあらゆる伝統を内側から植民地化しようとする動きに対抗することである。だから私の物語は、ローカルで具体的でありながら、大きな舞台に位置づけられている。物語はオランダにおける糖尿病とともに生きる日々の生活から始まるが、ヘルスケアに介入することを目指している。同時に、私の物語は、科学技術には心がないという主張や、理性についてのあまりにも美しすぎる夢や、「西洋」に関する画一的なクリシェを攪乱しようとするものでもある。

能動的な患者《アクティブ・ペイシャント》

個人の選択という理想がこんなにも熱狂的にヘルスケアに取り入れられているのは、たんにそれが現代の「西洋」で人気があるからではない。それは、ヘルスケアの特徴とも関係している。患者が医師を訪れる場合、よくある筋書きによると、患者はたいてい観察され、触れられ、検査されるばかりで、発言する機会を与えられることすらない。患者である私たちは客体として扱われて受動的にされる。これは止めるべき悪しき実践だ。患者は話を聞かれるに値する。患者は自分自身の生にとって重大な選択を行う権利を持っている主体として尊重されるべきである。これは重大な指摘だ。もし私が患者の選択という理想に疑義を呈そうとするならば、この指摘に応えておかなければならない。その予定だ。応答の最初の一歩として、選択に対して私自身が抱いている疑念を、よく指摘される他の二つの懸念と区別しておきたい。

広く抱かれている懸念の一つは、選択はとても大事な理想ではあるが、それは人びとがきちんと自分で選択できる状況に限られるというものだ。患者であるとき、人びとはしばしばこの能力を欠いている。昏睡状態で救急救命室に運ばれてきたとき、あなたは自律的な状態からは程遠い。高熱にうなされているときはふらふらしている。悪性の腫瘍に侵されていることを知った直後は恐怖におびえ混乱する可能性が高いだろうし、他の人に決断してほしいと思うかもしれない。これらの例に対する応答として、患者の選択という理想を支持する者は、すべての病気（や障害や困難）がそれほどまでに重篤ではないと主張する。車いすに座っている人は歩くことはできないかもしれないが、選択することにかけては隣の人と変わらずにできる。糖尿病の患者は、血糖値の異常によって意識状態に問題がないかぎり、インスリンを作る身体をもつ人と同じように決断することができる。悪性の腫瘍があることを知らされた直後であっても、医師が十分な時間をかけて落ち着いて話す努力をすれば、すぐに選択能力を回復することもあるだろう。患者が一時的に選択することができないという例外的な状況があるということは、すべての患者の選択能力を否定する理由にはならない[11]。

選択という理想に対して広く抱かれている第二の疑念は、いざというときになると、ほとんどすべての人は(病気であれ健康であれ)選択が得意ではないというものである。ある不確実な未来と他の不確実な未来の利点と欠点を比較するのは、私たちすべてにとって難しい。私たちは、誤った判断をする傾向にある。たとえば、ほとんどすべての人は、二〇パーセントの成功を八〇パーセントの失敗よりもはるかによいものとして理解する。また、恐怖に従ったり、他の感情で判断を鈍らせたりする。さらに、私たちの多くは選択するために必要とされる物質的な資源を持っていない。毎朝泳ぎに行くという選択肢は、水泳を習ったことがなかったり、プールがとても遠かったり、入場料がとても高かったり、面倒を見なければならない小さな子どもや病気の家族がいたりする場合には、ほとんど意味がない。ここでもまた、選択を擁護する人たちは答えを持っている。彼らは、「選択」が意味を成す条件には、たしかにもっと注意を払うべきだという。情報にもとづく《インフォームド》選択を可能にする条件がしばしば満たされていないという事実は、理想を放棄する理由にはならないというのだ[12]。

いずれの議論においても、中心的な問いは患者は選択をできるのかというものである。健康な人には可能かもしれないが、病気の人はそうではない。すべての病気の人が選択できるわけではないかもしれないが、病気であっても選択できる人もいる。適切な条件が揃ってさえいれば、誰もが選択できるのかもしれない。あるいはやはり、機会が与えられても、そもそも誰も選択などできないのかもしれない。本書ではこの問題については取り扱わない。人びとの能力に焦点を当てるかわりに、人びとがかかわっている実践について議論する。誰が選択をするべきかを問うかわりに、一歩下がって「選択する状況」について検討する。選択する状況は自明の所与ではないからだ。どのような種類の実践に「選択する状況」は生じるのか。このように焦点を移すことによって、選択という理想に付随する世界の全体像を示すことができるようになる。この「世界」は、行為や相互行為を組織したり、身体・人びと・日々の生活を理解したり、知識と技術を取り扱ったり、善と悪を区別する特定のやり方を伴っている。人びとの能力の限界を指摘することではなく、この「世界」全体を疑うことが本書の目的である。私が**選択のロジック**と呼んでいくものによって満たされている世界。このロジックは、生きるための優れた方法を提供してくれない。より正確には、本書で明確にしようとしている別のロジックによって満たされた世界における生活よりも優れた生を提供してくれない。その代替的なロジックこそ、**ケアのロジック**である。

選択こそが受動的な立場を強いられた患者をついに解放するのだという主張への応答として、本書は、ケアの実践において患者は受動的ではまったくないことを示そうとする。患者は能動的《アクティブ》だ。しかし、患者たちは、何よりもまず選択の主体として表れるのではない。あらゆる種類の活動の主体として表れる。ケアのロジックは、私たちの意思や選択にのみこだわるのではなく、むしろ私たちの行為に焦点を当てている。患者たちは多くのことをしている。本書が描く糖尿病とともに生きる人びとは、インスリンを自分で打ち、自分の血糖値を測り、摂取する炭水化物を計算し、運動を調整し、他の様々な方法でも自分のケアをしている。これらの活動に取り組むことが魅力的だというわけではない。飽き飽きすることもあるだろう。したがって、決定的な問いは、私たちがいかに積極的《アクティブ》かではなく、私たちがどのような種類の活動《アクティビティ》に取り組んでいるかである。治療の実践では、とても多くのことが要求される。では、正確にはいったい何が要求されているのだろうか。能動的《アクティブ》な患者は何をしなければならず、何を控えなければならないのか。ヘルスケアを改善したいと望むならば、これらの問いに取り組む必要がある。専門家を檻に閉じ込めるのでも、なんでも好きなようにさせるのでもなく、決定的で実質的な問いを切り拓き、公的な形で共有するほうがよいだろう。どのように善く生きるのか。何によって死に、そしてどのように善いケアを形作るのか[13]。

方法

本書はさまざまなリソースを用いながらケアのロジックを明確にしていく。私は、「ロジック」という言葉を哲学から借用し、持ち逃げした[14]。実践について語るさいに「ロジック」のような言葉を使うのにはリスクがある。特定のロジックに含まれる複数の実践が一貫しており、一つ一つの実践が他の実践によってきっちりと定義されていると主張しているように思われるかもしれない。そうではない、ということは明確にしておきたい。予期しないことはつねに起きる。あらゆる実践はとても創造的である。それにもかかわらず、ローカルには、あるものは他のものよりも把握されやすい。複数の出来事のあいだには親和性があり、どういうわけか、うまく組み合わされる傾向にある。「ロジック」という言葉で伝えようとするのは、そういうことだ。この意味で、ロジックはフランス語の「ディスクール」(英語では通常「ディスコース(言説)」と翻訳される)に似ている。言説のなかで、言葉や物質や実践は、歴史的・文化的に埋め込まれた特定のやり方でまとまっている。「秩序化の諸様式」というもう一つの言葉も背景で共鳴している。「秩序化の諸様式」は、言説を多重化し、流動化する。複数形としての「諸様式」に目を向けることで、一つの時空間に共存している、様々な様式の思考と行為を比較することが可能になる。名詞ではなく動詞に由来する「秩序化」は、プロセスを思い起こさせる。「秩序化」という活動には継続的な努力が含まれており、つねに失敗する可能性があることが示唆される(15)。

しかしながら、私はここでは「言説」や「秩序化の諸様式」ではなく、あえて「ロジック」という言葉を用いることにした。なぜなら、どのように社会的‐物質的な秩序化が生じ、成立していくのかや、そのプロセスにかかわる権力に関心があるわけではないからだ。そのかわりに、合理性を、というよりは私が研究している実践の論理的根拠を追っていく。このためには「ロジック」という言葉が役に立つ。この言葉は、スタイルと呼べるような何かと共鳴する。また、ある場所や状況で何をすることが適切だったり論理的《ロジカル》だったりするのかを探究するように仕向ける。そしてローカルで移ろいやすいが、それでも適切であるような一貫性を求める。この一貫性は、必ずしも実践にかかわる人たちにとって自明ではないし、言語化された形で利用可能ですらない。暗黙のもので、実践や建物や習慣や機械に埋め込まれている。それでも、それについて語るためには、ロジックを言語に翻訳する必要がある。だから、私はそれを追っていく。私は、実践のための、そして実践から生まれた言葉を作っていく。このさい、洞察を得る方法として比較を用いていく。本書は、選択のロジックとの詳細な比較を通して、ケアのロジックをはっきりさせていく。

ロジックが実践に埋め込まれているのであれば、外に出てそれらの実践に身を浸さなければ、そのロジックを明確な形であらわすことはできない。そのため、私は哲学に頼るのと同時に、社会科学の手を借りてフィールドワークを行ってきた。伝統的に、哲学者は自らを俗世から遮断し、推論だけを用いて主張しようとしてきた。合理的推論は、普遍的に妥当する主張を生み出すとされてきた。それにもかかわらず、経験的な世界は、哲学書の問いや探求や比喩のなかに含まれている。[16] そしてもちろん、事例のなかにも。こうした比喩や事例は、哲学者自身の経験や他者との議論、社会科学の文献、小説、映画、新聞など、どこからでも取り込むことができる。このジャンルの哲学者なら、抽象概念を理解させるために、パイプや机や猫について語るだろう。たとえばこんなふうに。「すべての生物はケアを必要とする。もし私が飼い猫をケアしなかったら、餌をやらなかったら、猫は死ぬ」。しかし、ほっておかれた猫は単に逃げるかもしれない。実験は、決して実行されない。[17] ここでの事例は、教育のためだけに付け足されたものである。まずは哲学者がじっくりと考えた主張があり、その主張を説明するために事例が後づけされるのだ。

外の世界に出た哲学者は、しばしば驚くことになる。実践について検討するということは、都合のいい事例を集めることではなく、新しい学びを得ることである。よいケーススタディは理論を活性化し、観念を形作り、概念を変える。普遍的に妥当する結論を導くことはないが、そもそも普遍性は目指されていない。そのかわりに、事例が教えることはまさに特異的である。一つの事例に長期間どっぷりと浸かれば、特定の状況のなかで何が受け入れられ、望ましいとされ、要求されているのかを感じ取ることができるだろう。このことは、どこか他の場所や新しい状況で起きることを予測できるようになるということではない。どんなものであろうとも、異なるものを扱うさいにはつねに作業が要求されるし、ロジックはこの作業をしてくれない。ロジックはアクターではなくパターンである。そのため、ここで明らかにされるケアのロジックは、どこにでも当てはめることができるものではなく、私が研究したケースにのみ適合する。だからといって、ケアのロジックの意義までもがローカルだということにはならない。ケーススタディはより広い関心にもとづいているし、軌跡の一部になる。ケーススタディは、他の場所や状況のために、対比や比較や参照のためのポイントを提供する。他の場所で何を期待すべきかや何を行うべきかについては教えてはくれないが、適切な問いを提起してくれる。ケーススタディは、私たちの感覚を研ぎ澄ます。まさに細心の注意を払って研究された事例の特異性によって、ある状況と他の状況で何が同じままで何が変化しているのかを解きほぐすことが可能になる。

そこで、選択のロジックと比較しながらケアのロジックを明確にするために、私は一連のケースを検討する。糖尿病の治療と糖尿病とともに生きることにまつわるケースである。私は、研究のために、民族誌的なフィールドワークを行った。オランダの中規模都市にある大学病院の糖尿病外来の医師と糖尿病を担当する看護師による診療に立ち会い、専門家や患者に向けて書かれたさまざまな本や雑誌やウェブサイトの糖尿病についての記述を分析し、専門家や患者に自分でインタヴューを行い、また、助手にインタヴューや文字起こしを手伝ってもらった[18]。インタヴューでは、見解ではなく、人びとがかかわっている出来事や活動について尋ねた。これにより、インタヴューは民族誌的な観察を拡張させるものとなった。時間がなかったり資格がないために、調査者である私たちが直接観察できなかった状況について人びとは語ってくれた。こうして私たちは、専門家や患者を研究の対象にするのではなく、彼らのスキルに頼って研究に協力してもらった。研究協力者たちは、糖尿病の治療について、そして糖尿病とともに生きることについての知識を提供してくれた[19]。

一連の作業によって、多くの資料が生みだされた。人類学者や社会学者であれば、現実（やその一部）をできるかぎり正確に、あるいは魅力的に提示するためにこの資料を使うだろう。しかし、ここでの私の目的は異なっている。私は、私や私のインフォーマントが目撃した出来事のイメージを忠実に描こうとはしない。また、これらの出来事にかかわっている人にとっての出来事の意味について語りたいわけではない。インフォーマントの解釈を追うかわりに、私は自分の解釈を付け加えたい。他者の視点に共感するかわりに、新しい視点を付け加えたい。だから私は、絵具を扱う芸術家のような、あるいは体組織を縫い合わせる外科医のようなやり方で資料を扱った。あるいは、他の比喩がより的を射ているかもしれない。私は、混合液を前にした化学者のようなやり方で資料を取り扱った。化学者は、様々な成分を分離するために蒸留する。同じように、私は、ごちゃごちゃした実践から「善いケア」を分離した。現実の生活では、善いケアは他のロジックやネグレクトや失敗と共存している。ここで私は、雑多な出来事から「純粋な」形態を抽出するために、それらのノイズを取り除いた。[20] 一貫した何か、それが存続するかぎりまさに「ロジック」と呼ばれうるような何か。それこそが、本書が描くケアのロジックだ。

ケアのロジックを明確にするために、糖尿病の治療や糖尿病とともに生きることを用いることにはいくつかの利点がある。[21] もっとも重要なのは、このロジックは、近代的な世界のなかに取り残された前近代的な「残余としてのケア」に押し込めることができないということである。糖尿病のケアについては、ノスタルジックなことは何もない。インフォーマントはいう。「糖尿病になってから、一九世紀は好きな時代ではなくなりました」。糖尿病の人びとは（特に一型糖尿病の人びとは）、生存のために近代的な技術に頼っている。工業的に生産されたインスリンがなければ彼らはすぐに死んでしまうのだが、インスリンの工業生産がようやく始まったのは一九二〇年代後半になってからだ。[22] また、注射可能なインスリンがなければ糖尿病は致死的な病気なので、糖尿病の「治療」と糖尿病と「ともに生きること」は二つの別々なものとはいえない。治療にはさまざまな種類があり、多様な生活様式を可能にするとしても、治療がなければ生もあり得ない。そのため、この事例は、ロマンチックにすべての科学技術を疑ったり、「医療化」一般を放棄したりすることを難しくする。糖尿病とともに生きる人びとは、隣人たちと同様、選択できる（できない）ということも、私の目的と合っている。糖尿病は、あらゆる背景と生活スタイルの人びとに影響を与えるし、「精神的な」問題でもない。だから、「選択」が彼らの状況になじまないとしても、それは彼らのせいではなく、状況のせいである。さらに、糖尿病は慢性疾患であり、（今のところ）治療は回復につながらない。つまり、治療がどこに向かっているのかということが、治療実践のなかで明示的に注意を払われているのである。だからこそ、これは研究対象としてふさわしい。概して、糖尿病のケアを研究することはそれほど難しくない。糖尿病の外来病棟にはたくさんの痛みと苦悩があるが、非常に緊急で重篤なケースはまれである。そのため、何もできない私がインフォーマントに多くのことを求めすぎていると感じるほどではなかった。インタヴューを喜んで引き受けてくれる人びとを見つけることも容易だったし、多くの人びとがたくさんのことを話してくれた。最後に、幸運にも、フィールドワークを行った病院の医師や看護師にも恵まれた。彼らは、傍らで批判的な目で仕事を眺めることや質問することを許してくれ、（ノイズや乱雑さは当然避けられないとしても）「善いケア」について膨大なことを教えてくれた。

本書について

本書には、「慢性疾患をもつことがどのようなことなのか、私たちは想像することができない」というような文は含まれていない。こういう文はたちが悪い。著者と読者が健康であると明示的には述べていないが、やはりそう暗示している。私がしたいのはこういうことではない。反対に、私は無徴の正常性を避けたい。あなたと私が健康であると想定することは、私がここで言おうとしていることの精神に反する。選択のロジックにおいては、「病気」は奇妙な例外とされ、「私たち」とは関係のないものとされる。一方で、ケアのロジックは、血と肉を備えた儚い生を出発点とする。これは大切なことだ。ケアのロジックを明確にするなかで、私は病気を周縁化するのではなく、病気に向き合うための理論のレパートリーに寄与することを目指す。この一環として、もはや「患者」と「哲学者」が相互に排他的なカテゴリーではないということを強調する必要がある。「私」は、不死の存在ではないし、病気にならないわけでもない。そして、読者であるあなたの正常性も、ここでは前提にされない。そのかわり、本書の読者が患者の立場に立てるように、私はレトリックを駆使して誘う。あなたの今の診断とは関係ない。本書における不特定の「あなた」は、糖尿病とともに生きる誰かを想定している。本書を読み進めながら、たまたま糖尿病であるかないかにかかわらず、あなた自身がこの状況に——患者として——かかわっていることを想像してみてほしい。

簡潔に要約しておこう。本書では、ケアのロジックの輪郭が選択のロジックとの比較によって描き出される。第二章では、特に市場を特徴づけるヴァージョンの選択のロジックと比較される。市場では、自らが好む製品を選ぶ消費者として、人びとは呼びかけられる。このとき製品は、取引のなかで売り手から買い手へと受け渡される。第二章では、市場の例として、血糖値測定器の広告を取りあげる。私は、この広告をZ病院の糖尿病クリニックの診察室で起きること（の純化版）と比較する。診察室における医療専門家は、製品を選んで患者に引き渡したらそれでおしまい、というわけではない。そうではなく、専門家は患者と一緒に繰り返し行為する。取引を行うのではなく、互いに交流しながら、病気が要求することを日々の生活における習慣や必要性や可能性にもっともうまく適合させるために、いろいろと試してみる。ケアは、製品に限定されるものではなく、継続的に行われるプロセスである。

第三章は、選択のロジックの市民版から始める。民主主義国家においては、人びとは自らを統治し、互いに統治し合う市民として呼びかけられる。このモデルがヘルスケアに導入され、患者が医師による支配を覆し、自らを解放するように求められると、何かが失われる。政治哲学の伝統を描きながら後述するように、市民は自らの身体をコントロールする能力によって定義されるからだ。しかし、病気とともに生きる身体はコントロールすることができない。ケアすることはできても、身体は依然として予測不可能で気まぐれである。だから、患者は健康であるかぎりにおいてのみ市民であることを望めるのかもしれない。健康的な部分にのみ解放のチャンスがある。私は、「正常性」に服従しないために、（フェミニズムの類比として）**ペイシャンティズム**を提起したい。ペイシャンティズムは、ケアのロジックが病気とともにある身体の不確実性に細心の注意をもって心を払うやり方を探求するよりよい方法であろう。ケアすることとは、死すべき運命を持った身体に波長をあわせ、尊重し、慈しみ、楽しみさえすることなのだ。

第四章は、プロフェッショナリズムを扱う。患者の選択という理想は、事実の提示と機器の使用に自らを限定する医療専門家が前提となる。そこでは診察は直線的に展開する——専門家が情報を与え、その後に、患者は自らの価値観を考慮したうえで、決断を下すことができる。こうしてやっと、行為することが可能となる。しかし、ケアの実践は直線的には進まないことが多い。事実は決断と行為に先立たないし、何が望まれているのかや何ができるのかに依存している。何かをするという決断が、その何かを実際に遂行するために十分であることはめったにない。そして、技術は単に機能を果たす以上のことを行う——技術にはたくさんの効果があり、予想外のものも含まれる。そのため、ケアすることは「手直しすること《ドクタリング》」、すなわち、身体と技術と知識と——そして人びとと——ともに手を動かすことである。

第五章では、人びとが互いにどのように関連しているのかの検討に取りかかる。選択のロジックは、私たちは切り離された個人であり、それが集められて集団を形成すると仮定している。反対に、ケアのロジックでは、私たちは個人としてスタートするのではなく、つねに既存の集団、しかも単一の集団ではなく多くの集団に属しているものとして扱われる。私たちが一部分であるような全体は、多様な方法で境界づけられ名づけられているだろう。善いケアの要件の一つは、このようなカテゴリーを賢く作りあげることである。どんなふうにだろうか。これもまた、ケアの実践とともになんども現れる問題である。カテゴリーは、所与のものでも、作られればそれで終わりのものでもなく、作られたり適用されたりする必要のあるものである。カテゴリーの輪郭は、善いケアに貢献するような方法で描かれる必要がある。誰にとってだろうか。これは、ケアのロジックにおいては、難しい問いである。人口に対するケアは、たくさんの個人に対するケアの単なる総和ではないからである。個人と集団は、異なる種類のケアを要求する。

第六章では、一連の私の主張をまとめる。この章の最初のトピックは選択のロジックとケアのロジックを、道徳についての問いと調和させることである。道徳ではなく、倫理というべきかもしれない。より正確に私が問うのは、道徳的な行為とは何かである。次に、患者は受動性から解放される必要があるのかという問いを再び取りあげる。そうすることで、「能動的な患者《アクティブ・ペイシャント》」をよりよく特徴づけることが可能になるからだ。これに続けて、ヘルスケアをそれ自体の観点から改善するということが何を意味するのかについて触れる。最後に、簡潔に、ケアのロジックがヘルスケアの外側に何を提供できるのかについて検討する。私たちは、他のどんな場所で、不安定で、血肉を備え、やがて死滅する身体という粘り気のある現実に寄り添いながら、善い生を全うしたいと望むだろうか。

第二章　消費者か患者か

ケアのロジックと選択のロジックには、それぞれいくつかのヴァージョンがある。本章では、市場における選択から出発し、それをケアの特徴を示すための参照点として用いる。[1]市場の言語では、患者は「消費者」と呼ばれる。消費者は、貨幣と引き換えにケアを購入する。これは、ケアを受けることに対して感謝する必要がないことを意味する。ケアが贈与であるならば、感謝しなければならないだろう。しかし、市場の言語を用いることによって、患者は金額に見合った価値を与えられる資格があり、だからヘルスケアは供給主導ではなく患者の需要に従うべきだと言えるようになる。供給が需要に従うようになれば、ケアはようやく患者によって導かれるようになるだろう。選択のロジックはそう主張する。しかし、患者は消費者になると本当により幸せになるのだろうか。これが、本章で探究する問いである。とはいえ、本書で市場化のすべての側面に言及するわけではない。

「市場」について言及するとしても、どうすればもっとも効率的にヘルスケアに資金を供給できるのかという複雑な問題は取り上げない。保険会社の役割についても扱わない。国家による規制と市場による調整の様々な組み合わせは医療専門家の仕事を方向づけるが、その影響についても検討しない。また、ヘルスケア施設の経営者が、銀行や商店やホテルから学びうる教訓（いかに組織のルーチンを改善するのか、予約をどのように取りまとめるのか、面会時間をより柔軟にするのか等）についても取り扱わない。そのかわりに、私は、診察室のなかで起きることに焦点を当てる。診察室のなかの患者は、本当に何かを購入したがっている消費者なのだろうか。それとも、扉の向こう側では何か別のことが起きているのだろうか。

これらの問いに取り組むために、一つの画像を提示したい。この画像は、糖尿病とともにある人びとのためのオランダの月刊誌である『ダイアビック』からとってきた。記事の一部ではなく、広告である。それが、私の目を引いた。批判的な分析のために本広告を使用することを快く認めてくれた広告主に感謝したい（なお慣習にしたがって、連絡先は削除した）。これは美しい画像だ。見てみよう。

すてきな若者たちが山のなかを歩いている。血糖値測定器が、彼らの上に堂々と掲げられている。それも美しい。青い「ユーロフラッシュ」は、完璧な形をしていて、完璧な状態にある（画像の下に書かれているオランダ語の *perfect in vorm* はこれらの二つの意味を同時に示唆している）。測定の結果は五・六ミリモルパーリットル(2)なので、今しがた測定器を使った人の状態も良好である。専

LIFESCAN

a Johnson & Johnson company

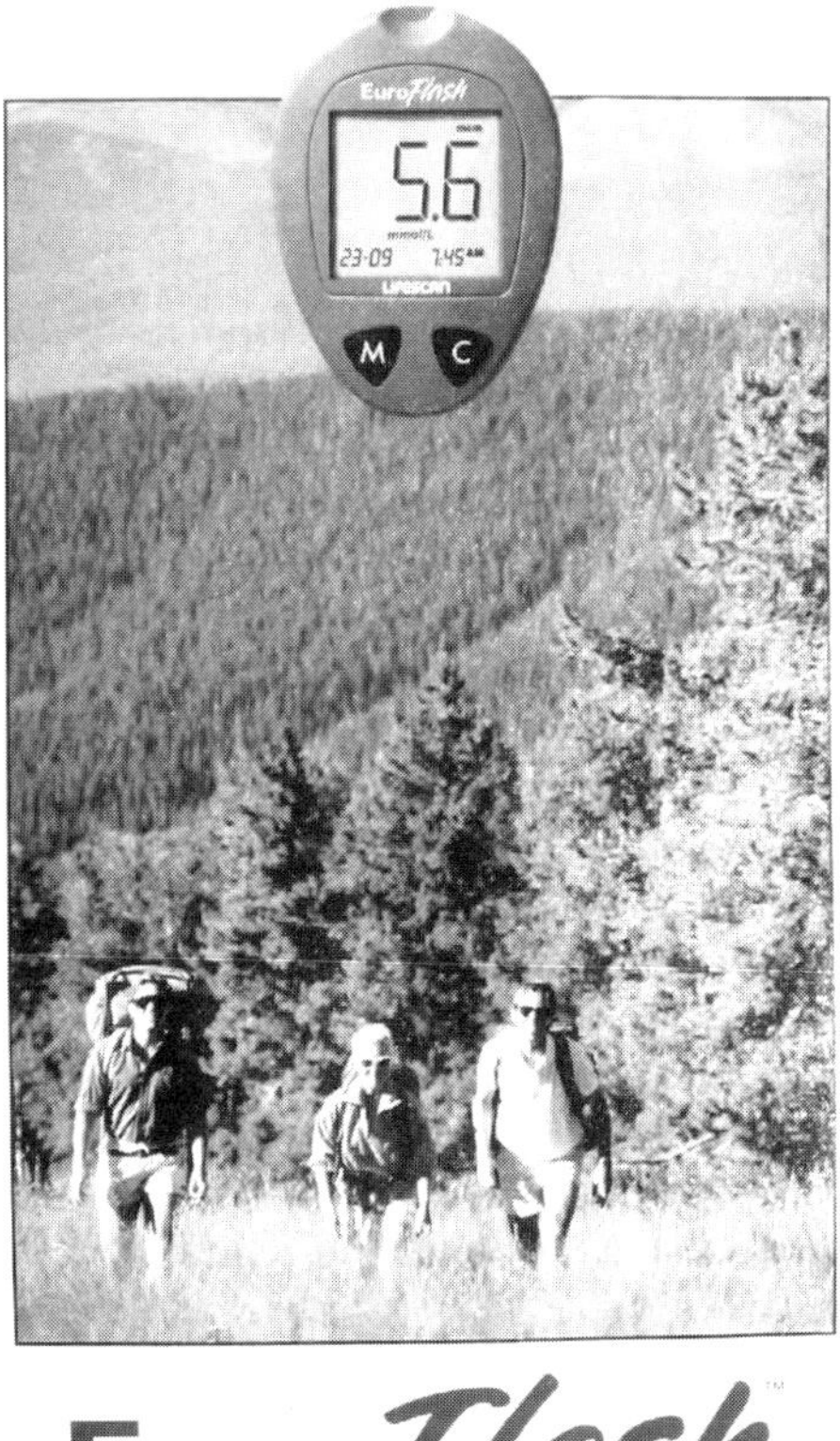

EuroFlash™

perfect in vorm

門家はこれがよい数値だと知っている（この広告が対象としている『ダイアビック』の読者は専門家である）。私たちが広告に期待するように、全体的に肯定的な連想にあふれている。そうやって、ライフスキャン社は消費者を惹きつけようとする。この企業は、直接的な利益のためにユーロフラッシュを売ろうとしているのではない。血糖値を測る潜在的な消費者は、毎回、テストストリップ（検査片）を必要とする。このテストストリップは、一つにつき大よそ一ユーロかかり、機器ごとに異なるものが使われている。ユーロフラッシュのテストストリップはユーロフラッシュでしか使えない。この市場は莫大な量の金銭と関係している。[3] しかし、私はお金に興味があるわけではないし、この特定の血糖値測定器が他のものと比べてどんな利点と欠点を持っているのかに興味があるわけでもない。そのかわりに、企業が患者を消費者として呼びかけるときに何が起きるのかに関心がある。病気に何が起きているのだろうか。診察室で起きていることとどのように違うのだろうか。この問いに答えるために、上記の広告のなかの血糖値測定器を、Z病院の外来の糖尿病を担当する看護師と糖尿病専門医の診察室での血糖値測定器と比較することにしよう。

製品かプロセスか

広告は、潜在的な消費者に何も強制しない。ただ、選択肢を提供する。「ここにユーロフラッシュがありますよ。要りますか？」。ここで示唆されているのは、消費者であるあなたは、受動的ではなく能動的にされているということだ。あなた次第だ。市場は、供給が需要に適応する場所である。消費者が決定権を行使し、消費者が需要をコントロールする。消費者の需要が疑問に付されることはない。消費者はつねに正しい。[4]しかし、責任を持つことは難しいことでもある。采配を振るうのはあなただ。では、どうやってだろうか。もちろん、これは市場化に対する批判の共通のテーマである。患者＝消費者として、私たちはほうっておかれる。あなたは、自宅で『ダイアビック』を手にしている。その雑誌は、血糖値測定器を強く勧める宣伝であふれている。どれを選ぶべきだろうか。ヘルスケアにおいて、適切な血糖値測定器を選択することは、伝統的には糖尿病を担当する看護師の仕事だった。看護師たちは、若者が持ち運びやすくデザインのいいものを好むことに気づいていたし、そのようなデザインの機器は老人には適さないことも知っている。部品が小さすぎるからだ。糖尿病担当の看護師たちは、テストストリップを機器に挿入してから結果が出るまでの時間についても考える。彼女たちは、ディスプレイが読みやすいかどうかもチェックする。もし、気づいてなかった利点や欠点があったならば、看護師たちはすぐにそれを患者から学ぶ。医療専門家は患者の経験を集め、その情報を患者から患者へと手渡していく。

これが選択のロジックとケアのロジックの差異なのだろうか。つまり、市場における消費者は能動的に選択できるが、すべて自分でしなければならない。他方で、ケアは患者のニーズに合わせた機器を提供するが、何も発言させない。そういうことだろうか。そうではない。両者の差異はより複雑である。診察室では、看護師は患者とかかわっているからだ。「あなたにとって大事なことは何ですか?」。いくつかの測定器を机の上において、看護師は患者に尋ねる。「どれが欲しいですか?」。同様に、患者=消費者も必ずしもすべてを一人でするわけではない。患者組織を作ることもできるだろう。他の消費者と同じように、患者たちは自分で製品をテストできるし、その経験を医療専門家の仲介なしに共有することができる。患者たちは、自分たちのニーズに適した機器のためのニッチな市場についての詳細な知識を集団で獲得することができる。ウェブサイトや患者向けの雑誌は、徐々に適切な情報を集めるだろう。これが、市場によって可能になる創造的なイノベーションの一つである。組織化された消費者として、患者たちはお互いの選択を手助けする。

しかし、ある特定の血糖値測定器を選択することは十分ではない。新しい機械をどうやって使うのかを何らかの形で学ぶ必要がある。ここで、糖尿病看護師が再び姿を現すことになる。「ヤンセンさん、見てください。これで、この針で刺さなければなりません。こうやって持ってください。そうです。それでいいです。それからここに刺します。指先の側面です。正面じゃなくて側面です。そうです、そこです。自分で試してみますか? それとも、どんな感じか、私が最初にやってみましょうか? 痛くないです。大丈夫です」、というように。どうやって血を絞ってテストストリップの上に垂らすのか。どうやってテストストリップを機器に取り付けるのか。どうやってノートに結果を記録するのか。結果にどのように対応するのか。広告が血糖値測定器を独立した製品として提示すると、このような学習のプロセスが隠蔽される。これは『ダイアビック』を読んでいるユーロフラッシュの潜在的な消費者をとくに悩ませるものではない。測定器をどうやって使うのかは、糖尿病を担当する看護師がはるか昔に説明しているからだ。しかしそれでも、血糖値測定器をそれが埋め込まれているケアのプロセスから切り離して、単独で販売可能な製品として提示することには問題がある。それはどのような問題だろうか。

一つには、ユーロフラッシュの宣伝が、それを使うために必要とされるサポートに言及せずに機器を売ろうとしていることが挙げられるだろう。しかし、**このこと**は、市場に本来的に備わっている問題ではない。そうではなく、それはヘルスケアが現在のように組織されていることから生じる歴史的偶然である。ライフスキャン社は、消費者になる人に対してユーロフラッシュを孤立した製品として提示しなければならなかった。なぜなら、看護師の「サービス」よりも「物」のほうが、はるかに容易に市場に投入できることがわかっていたからだ。看護師の「サービス」は、すでに他の方法で組織されている。しかし、この数十年のあいだの経済は、サービスを商品として販売しても何の問題もないことを十全に示してきた。サービスはそれ自体もうかる商品であるだけでなく、必要なサービスが付随していれば、そうでない場合と比べて商品をはるかにたくさん売ることができる。医療専門家が存在していなければ、ライフスキャン社やその競合他社が、糖尿病を専門とする看護師を生み出していた可能性は極めて高い。実際、企業は糖尿病を担当する看護師に対する研修や会合に喜んで資金提供している。こういった支援は、彼らの製品が依存しているサービスの強化につながるからだ。

したがって、糖尿病担当の看護師の仕事が過小評価されているとしても、市場が悪いわけではない。あらゆる種類のものは市場で取引されうる。機器、技術指導、あるいは親切や配慮でさえも。消費者は、親切や配慮を求めている。だから、ポイントは、市場が冷淡で距離を取った関係を生み出すということではない。そういう話ではない。しかし、市場は線を引いている。市場では、ある製品（機器に加えて技術指導も、さらに加えれば親切と配慮も）を、売りに出されている製品として描写することが要求される。ここでいう製品には多くのものが含まれうるが、売りに出されているものとそうでないものは特定されていなければならない。[5] その結果、あるいは選択のロジックはそう主張しているのだが、あなたはそれを選んだり選ばなかったりする。これが、ケアのロジックとの決定的な違いだ。ケアはプロセスであり、明確な境界を持たない。ケアは開かれている。これはサイズの問題ではない。ケアのプロセスが、その一部である機器や活動よりも大きくて包括的だということではない。そうではなく、これは時間の問題なのだ。ケアは、持ち主を変える（小さかったり大きかったりする）製品ではない。ケアとは、複数の手が一つの結果のために（長い時間をかけて）ともに働くことなのだ。ケアは、（価格に対する製品のように）交換される何かではなく、（進行中のプロセスにおいて）行為が行き来するなかでの相互作用なのだ。

あなたが糖尿病なら、血糖値を自分で制御できない身体とともに生きることになる。身体内部のフィードバックシステムは破壊されている。（この本に登場する患者の多くのように）あなたが一型糖尿病なら、身体は必要なインスリンを作り出すことができない。インスリンは身体の外側から注射されなければならない。二型糖尿病なら（これはオランダの文脈では、普通は、一般診療医によって診られており、Z病院の外来診察室を訪れる可能性が低いことを意味している)、あなたの細胞は(ときに少なすぎる)あなたのインスリンに十分に反応しない。いずれの型の糖尿病でも、ケアのプロセスによって、身体の内部にある欠陥のあるフィードバックシステムが、身体の外部にあるフィードバックシステムによって部分的に補われている。目的は、身体が血糖値を安定させるのを助けることにある。これがどのように達成されているのかを正確に知ることには二次的な重要性しかない。作業は変化しうる。誰かが糖尿病だとはじめて診断されたとき、病院の看護師はインスリンを注射し、検査室の技師が血糖値を測定する。患者の多くは、徐々に、これらの作業を自分で引き継ぐようになる。一日中少しずつインスリンを注入するインスリンポンプを導入することで、機械がこの作業を引き継ぐこともあるだろう。作業は、様々なやり方で共有することができる。たとえば、糖尿病の子どもは自分でインスリンを注射する方法を学ぶが、(他の多くの子どもと同じように)食事は大人によって準備されることが多い。ケアのプロセスには、(医療専門家、機械、薬剤、身体、患者やその他からなる)チームがかかわっており、作業はつねに異なるやり方でチームのメンバーに分配される。

作業を特定の方法で分配する理由もまた変化する。糖尿病と生きる人びとが自分でインスリンを打つことを学ぶことは理にかなっている。一日になんども行う必要があるからだ(「一日中付き添うことはできません」。看護師がヤンセンさんに説明する。「それに、いずれ病院を出たいですよね?」)。しかし、糖尿病と生きる人びとが自分で血糖値を測定することには別の論拠もある。そうなったのは、最近のことでもある。大型で操作の難しい機械でしか血糖値を測定できなかったときには、患者が検査室に行く機会は少なく、数カ月に一度、定期検査の直前に行く程度だった。検査技師が採血を行って計測し、必要があれば、医師が一日のインスリンの摂取量を調整した。例外的に、一日になんども検査室に行くこともあるだろうし、それが数日続くこともあっただろう。あるいは、詳細にモニターするために入院することもあっただろう。しかし、これらはあくまでも例外だ。インスリンの量が再調整されれば、しばらくのあいだ血糖値が測定されることはないだろう。だから、自分の血糖値を定期的に測定することは、必ずしも差し迫った生存のためではない。そうではなく、注射されるインスリンの量をよりよく調整できるようにするという、別の目的を果たしている。患者が自ら行うのであれば、検査技師よりもはるかに頻繁に血糖値を測ることができる。そうすることで、医師は処方する量をよりうまく調整できるようになり、患者自身も、現在の身体の状態に応じて注射する量を微調整する決断を下せるようになる。このようなよりよい調整によってのみ、ケアは改善する。

このことが意味するのは、医療専門家がより少ない「製品」を供給し、患者が自分でより多くのことをするときでさえ、ケアが改善することがあるということである。この含意は、善いケアとほったらかし《ネグレクト》が同じということではない。ケアのロジックにおいて問題になるのは結果、成果である。誰がどの作業を引き受けるのかは、結果に追随する。共同での努力が改善につながるかぎりにおいてのみ、検査技師が血糖値を測定したり、あなたが自分で血糖値を測定したりする。やっかいなことに、何をもって「改善」とするのかがいつもはっきりしているわけではない。伝統的には、健康がヘルスケアの究極の目的であった。現在では、そうであることはあまりない。慢性疾患においては、健康は手の届かないものであり、「善い生活」という理念に取って代わられている。しかし、何が「善い生活」とされるのかもはっきりと定まっているわけではない。長くて幸せな生活を目指すことは善いことのようだが、しばしば、「長い」と「幸せ」のどっちを採るかという問題が出てくる。こうした複雑さを考慮したとしても、血糖値が不安定であることは、いろいろな点で善くない。だから、血糖値を安定させる方法を採ることは、善いケアである。とはいえ、善いケアが必ずしも血糖値を安定させるわけではない。試みることは、成功を保証しないからだ。したがって、ケアのロジックでは、ケアを行うチームの全体がベストを尽くしたのに血糖値が不安定なままであったとしても、驚くべきことではない。そういうものだ。病気の身体は予測不可能である。ケアが十分に明確に定義された商品ではなく、オープンエンドなプロセスなのは、この予測不可能性のためである。試行し、調整し、また試行する。慢性疾患に対処しようとすると、ケアのプロセスもまた長く続く《クロニック》ものになる。ケアのプロセスが終わるのは、あなたが死ぬ日だ。

このように、選択のロジックの問題は市場が人びとを見捨てることにあるのではない。消費者は選択に関してお互いに助け合うことができるし、購入することができるだけの親切と配慮を買うこともできるだろう。それでも、そしてこれが私が言いたいことなのだが、市場は、取引において持ち主を変える明確に定義された製品を必要とする。製品には、始まりと終わりがなければならない。反対に、ケアのロジックでは、ケアは、結果に応じて調整され、再調整され続ける相互作用的でオープンエンドなプロセスである。この違いは還元不可能である。このことは、供給される商品がより少なくなったときでさえ、ケアのプロセスを改善しうることを示唆している。大切なことは、結果が善くなるかどうかである。いや、実際はもう少し複雑だ。ケアが結果志向であるとしても、「健康」や「善い生活」に到達できないのは必ずしもケアが悪いからではない。決して回復しない病気があるし、なんども繰り返す問題もある。善いケアが善い結果を求め続けるとしても、ケアの質を結果から推定することはできない。そうではなく、善いケアを特徴づけるものは、患者の状況を改善するための、あるいは、それが悪化しないようにするための、落ち着いた、持続的で、そうでありながら寛大な努力である。

ターゲットグループかチームメンバーか

ライフスキャン社の親会社であるジョンソン&ジョンソンに広告の掲載許可を申請したとき、許諾と一緒に訪問客も受けることになった。マーケティング部門の若い気さくな女性で、仕事熱心で消費者に関心を持っており、私の批判から学ぼうとしていた。彼女は、私の主張が正確にはどういうことなのかを尋ねた。「どうしてこの広告に違和感を持ったのですか?」。私にもまだはっきりとわかっていなかったので、インタヴューした老年の夫婦の話をした(本書を通じて、人物を特定するための手がかりになるものは除外している)。夫が糖尿病で、夫妻は旅行にはもう行けなかった。あまりにも多くの努力を必要とするからだ。ツアーバスは夜八時にホテルに到着するが、彼は、普段は五時半に夕食をとっている。どう対処すればよいだろうか。次の日の夕食は七時で、さらに、食後のコーヒーにはケーキがついてくる。このケーキは食べるべきだろうか。あまりにも複雑すぎる。旅行は日常のルーチンを粗雑にかき乱す。あなたたちが作ったような広告は、こういった物語とはまったく対照的だ。私はそう告げた。広告は、ユーロフラッシュを使えばどんなこともできると示唆する。ユーロフラッシュは、完璧な状態のなかにある。にもかかわらず山を歩けないのであれば、責めるべきは自分だけだ。

マーケティング・マネージャーは注意深く聞いている。「ええ、そうですね。でもあなたがいま話している人びとは異なるターゲットグループに属しているんです」。そう彼女は言った。「見てください」。そういって、彼女は別の広告を取り出した。「その人たちのためには、こういう提案をしています」。彼女の取り出した画像には、それほど洗練されていない血糖値測定器と、同じくあまり覇気のない様子のストライプのポロシャツを着た男性が写っていた。針を刺そうと掴んでいる指が拡大されている。針を刺して血を採ることは、完全に実務的な作業として示されており、そこには(山歩きやその他の楽しみといった)いかなる希望も付随していない。よりシンプルな測定器は、純粋に機能的なツールとして提示されている。市場は、異なるターゲットグループによって成り立っている。彼女はそう説明する。旅行や山に行けない人もいるかもしれない。もちろん、私たちは彼らにそれを強制することはない。そんな人びとのために、私たちはシンプルな装置を作る。しかし、他の人びとは自由を求めている。海外に行ったり、都市を訪れたり、休暇を楽しんだり、新しい経験をしたり、それにもちろん山を歩きたいと思っている。比較的学歴の高い人びとかもしれないけど、必ずしもそういうわけではない。大事なことは、彼らが病気の複雑さを理解していて、なおかつ、努力をしようとしていることだ。「あなたや私のような人たち」と彼女は言う。そういう人たちは、異なるターゲットグループを形作っている。「彼らのために、私たちはユーロフラッシュを開発し、元気に歩いている若者の広告を出したんです」。

製品を市場に出すためには、ターゲットグループを同定することが大事である。私の訪問客は、注意深くデザインされたシートを見せてくれた。血糖値測定器には四つの適切なターゲットグループがある。多くを知っていて多くを望む人、多くを知っているがわずかなことしか望まない人、わずかなことしか知らずに多くを望む人、わずかなことしか知らずにわずかなことしか望まない人。研究の過程で、私は、多かれ少なかれ類似したたくさんの四象限の図式に出くわした。たとえば、「ケアの国の消費者」という分かりやすい名前の会議で、オランダの銀行ラボバンクの登壇者は、銀行は、潜在的な顧客を彼らが参与している関係にもとづいて四つに分類していると述べていた。[6]自立を求める人びと、調和を求める人びと、確実性を求める人びと、統制を求める人びと。演壇の後ろから聴衆を指さし、彼は付け加える。「あなた方、ヘルスケアの世界にいるあなた方も、消費者をターゲットグループに分類するべきだ」。自己満足しているヘルスケアの専門家たちも、異なる集団は異なる物を求めていることを理解する時が来たのだという。

しかし、「ヘルスケアの世界にいる私たち」は、本当に人びとをターゲットグループに分類し始めるべきなのだろうか。これは、ケアのロジックには馴染まない。ジョンソン&ジョンソンのマーケティング・マネージャーが、山歩きの広告のターゲットグループは「あなたや私のような人たち」だと言ったときに、どうしてケアのロジックにターゲットグループが馴染まないのかが明確になった。こういう表現は、他の人びとが困難を覚えることがあったとしても、聡明で障害のない「あなたや私のような人たち」は、問題なく山歩きができると想定している。しかし、そんなに簡単ではない。私たちが話をした日、偶然にも、彼女が**私**を訪ねてくれたことに、私は感謝していた。私は調子がよくなかった。そのため、彼女と話すことはできたが、彼女のオフィスまで行くだけのエネルギーは持っていなかった。どんなに魅力的だったとしても、山に歩きに行くことは能力の限界をはるかに超えていた。私は、「あなたと私」という彼女のカテゴリーには属していなかった。[7]ケアの専門家は、こういうことには驚かない。彼らは、一つか二つの社会学的指標にもとづいてカテゴリーを作ったりしない。そのかわりに、少なくとも善いケアを提供しようとするならば、特定の人間の特定の状況を調査する。「調子はどうですか?」。善い専門家は私に尋ねるだろう。「一時間や二時間の外出も難しいですか? それは大変ですね」。ケアは、可能では**ない**ことのための場所を作る。すべての人は、診察室に来て(状況に見合った)病状を訴えうる。「あなたや私のような」人びとでさえも。

ケアのロジックでは、脆《フラジリテイ》さは生活の一部として当然視されている。しかしケアの専門家は、遅かれ早かれすべての人に支援が必要になるであろうことを受け入れつつも、誰かに見切りをつけることは拒絶する。販売員は見切りをつける。買わせる物が何もない人びとの集団は、「ターゲット」グループであることをやめる。「何も知らず何も欲しがらない」人びとは、血糖値測定器を買うことはないだろうし、ただで入手しても使わないだろう。市場では、彼らをターゲットにすることは悪い投資になるとされる。反対に、ケアのロジックでは、人びとが知っていることや欲しがっていることから出発するのではなく、彼らが必要とするものから出発する。だから、ケアを行う医療専門家は、患者を切り捨てることなく、試行錯誤を続ける。診察室で患者を待ちながら、ある医師は私にこう言った。「次の患者にはほとんど何も期待していません。私はもはや彼に何かを強く勧めることはないし、(糖尿病担当看護師の)マリアも同じです。無駄なことです。自分の面倒がちゃんと見れないんだから。でも幸いなことに、彼は定期的に検査に来ます。だから私たちは続けます」。医師と看護師は、この患者に強要することはない。しかし依然として、臨床に典型的なやり方で、好意と厳しさを混ぜ合わせながら彼を受け入れ続ける。彼の話に耳を傾け、質問に答える(「少し熱がでたらどうするべきですか？　家にいたほうがいいですか、それとも仕事に行ってもいいですか？」という患者の質問に対して、医師は「熱は測らなくてもいいですよ」と答える)。私は、医師が「続けている」ときに診察室で起きていることを美化したいわけではない。しかし、物足りないことが多いとしても、ヘルスケアの専門家は人びとを悪い投資として見限ることはない。

市場版の選択のロジックにおいては、消費者はターゲットグループに分割される。これにより、製品を潜在的な購買者に適合させることが可能になり、効果的に広告を出すことが可能になる。自由が欲しい人には自由が約束される。そうでない人にはよりシンプルなものが提示される。何かを購入することにまったく魅力を感じない人はほっておかれる。ケアのロジックは違う。ヘルスケアの実践が人びとを分類することを控えるということではない。多くのことは「一型糖尿病」と「二型糖尿病」のような分類に依存している。たとえば、外来診察室の組織、講習会や患者支援団体のための患者の組織化、支払いの手続き、科学研究の実施などだ。しかし、診断に用いるカテゴリーは、人びとが何を欲しがる傾向にあるのかにではなく、人びとが何を必要としているのかにもとづいている。さらに、ケアの日々の実践においては、これらのカテゴリーは崩壊する。地に足の着いたケアは、特定の状況における特定の個人の特定の問題に関係している。ケアの技法は、ある人の状況を改善したり安定させたりするために、どのように（医療専門家、薬剤、機械、病気とともに生きる人びとや関係している人びとといった）多様なアクターを最善の方法で協働させられるのかを把握することにある。何をするべきで、それをどのように共有するべきなのか。ケアのロジックでは、患者はターゲットグループではなく、ケアチームの重要な一員なのだ(8)。

夢か支援か

旅行に行けない人はいるだろう。しかし、他の人は自由を求める。ジョンソン&ジョンソンのマーケティング・マネージャーはそう言う。そうすることで、彼女は、人びとをグループに分けるだけでなく、「人びとが望んでいること」は所与であると主張している。それは、生産者＝販売者が供給の的を絞る必要のある需要のことである。これは新古典派経済学の言語であり、そこでは、消費者は合理的な選択を行い、その選択を維持する人びととされる。しかし、同時に、私の来客はジョンソン&ジョンソンの血糖値測定器のマーケティングに責任を持っている。だから彼女は広告会社に行き、二つの広告を発注した。彼女の会社が作ったシンプルな測定器のための広告とユーロフラッシュのための広告の二つだ。前者は、簡便さと有効性と単純さを喚起し、後者は「自由を求める人びと」にアピールするように作られている。それでは、ユーロフラッシュがそのような自由をもたらすと考えるように彼らを引き込むのは何だろうか。新古典派経済学とは対照的に、広告会社は「需要」を所与のものとしては扱わない。彼らにとって、「人びとが望むもの」は合理的な現象ではない。広告会社は、主張によってでなく、誘惑を通して、需要を作り出そうとする。

三人の若者が山を歩いている姿はすてきだ。ユーロフラッシュは、潜在的な消費者が持つ、外に出かけて歩きたいという欲望を資本に換える。ここでの歩くこととは、一方の足を別の足の前に出すだけのことではないし、リズムにのって汗をかくことや、散歩を楽しむこととともあまり関係ない。(9) そうではなく、ここで賭けられているのは歩く能力であり、行きたいところに行ける能力だ。この広告は、(そう意図されていたように)「自由を望む人びと」の欲望にアピールする。しかし、同時にこの欲望を助長する。もう一度、写真を見てみよう。山を歩く人びとが描かれている。しかし、表象されているのは歩くことというよりも自由だ。近代的な生活の抑圧から逃れて自然の他者性に浸る自由。鳥が行くところに行き、糖尿病を忘れる自由。これは、広告の一般的な戦略だ。画像に切り取られることができる魅力的なシチュエーションは、現実とは異なる何かであり、それよりもはるかに善いものであり、理想的なものである。さらに、描かれているシチュエーションは、その特徴が剥奪されている。この広告が私の目を捉えたのは不思議なことではない。私は、歩くのが大好きだからだ。歩くことよりも(永遠に手に入らない)自由が重要だという主張を、私は疑っている。

ケアのロジックがこのように欲望を搾取することはない。仮に診察室でたまたま歩くことに言及されることがあっても、歩くことそれ自体が称賛されることはほとんどない。専門家のなかには、歩くのが好きな人もいるかもしれない。あるいは、患者が熱心なことであれば何であれ共感する人もいるだろう。しかし、臨床的にいえば、歩くことは運動する方法の一つである。このことが、診察室において何よりもまず意味がある。歩くことは、全体的な健康を促進し、血流を刺激し、事故を引き起こすことはめったにない。こういった理由から、糖尿病担当看護師は歩くことを推奨する傾向にある。彼女はうなずくだろう。「ええ、歩くことはとてもよいです」。それから、彼女は、歩くときには十分な食料を持っていくよう勧めるだろう。「運動しているときの筋肉は糖分を燃やすので、血糖値が下がりやすくなります。インスリンの注射を控えるだけではだめです。あなたの細胞が十分な量の砂糖を燃やすためには、食料とインスリンの両方が必要だからです」。さらに注意するだろう。「糖尿病は、小さな足の傷が癒えるのを遅らせる傾向があります。だから、足を守るためにいい靴と靴下を履いてください」。いい靴と靴下は魅力的なのではない。必要なのだ。差異は著しい。糖尿病担当看護師の診察室では、歩くことは夢を呼び起こすのではなく、むしろ、実践に関する詳細を要求する。歩くことは、自由と結びつけられるのではなく、靴下と結びつけられる。

糖尿病担当看護師の診察室での会話は、靴下のような話題に集中することが多い。彼女たちは、延々と続く日々の実践に関する詳細に焦点を当てる。不思議なことに、それらはユーロフラッシュの広告には登場しない。この魅力的な画像は私たちに自由を約束する一方で、血糖値測定器のユーザーが山を歩けるようになるために実際に必要なあらゆることを隠している。血糖値測定器はそれ自体で作動するのではなく、ユーザーの活動に依存している。歩くのをやめ、どこかに腰をかけ、手をきれいにする（そのために使ったティッシュはどうする?）。指を刺し、血をテストストリップに垂らし、ストリップを機械に差し込む。しばしのあいだ待ち、数値を読む。それに対応する。そして、血糖値を測ればそれで十分というわけではない。山歩きをするためには、ずっと多くのことが求められる。インスリンを冷やしておく。十分に食べ物を持っていく。時間通りに、ほどよく食べる。他の人が歩き続けたいときでも、疲れたら休まなければならない。一緒に行く人との関係を注意深く《ケアフル》管理しなければならない。「そろそろ何か食べたほうがいいんじゃない？」。「気にしないで」。そうは言っても、血糖値があまりにも低くなったら、昏睡状態に陥ったあなたを助けるために、仲間の誰かにグルカゴンを注射してもらわなければならない。

自分の予測不可能な血糖値と折り合いをつけるのは魅力的ではない。ヘルスケアにおいて、それが魅力的だという人は誰もいない。そのかわりに言われるのは、あらゆることを思慮深く行う必要があるということだ。自分でケアするように患者に勧める専門家は、患者の欲望ではなく患者の知性《マインド》に訴えかける。どんなに困難であるとしても、自分自身をきちんとケアすれば、糖尿病の厄介な合併症の発症を遅らせることが多いと説明する。血糖値をうまく制御できない人びとは、早期に失明し、動脈硬化になり、足の感覚を失うリスクが高いと統計は示している。このような恐ろしい見込みがあるから、血糖値をコントロールするようにとあなたはアドバイスされる。ケアは魅力的ではない。強調しておこう。善いケアでさえ、魅力的なものではない。明白な理由の一つとして、患者であるあなたは、受動的な消費のための製品を買うように、ケアのみを買うことはできない。そのかわりに、あなたは、苦しくて、ずっと続くケアに、ケアチームの重要なメンバーとして積極的に参与しなければならない。これは大変なことだ。それでも、合併症の苦しみのほうがはるかに厄介なので、あなたはその要求を引き受けるだろう。

慢性疾患は、すでに困難な人生をより複雑にする。ケアのロジックはこの困難に波長をあわせ、患者は（助言や励ましや慰めといった）サポートを受けるに値すると考える。とはいえ、サポートを提供することは、患者がしてほしいことをすることと同じではない。ケアのロジックは、患者の言うことを聞くこととは違う。市場が、（自由への欲望のような）欲望を駆り立て油を注ぐのに対し、ケアは節度を求める。バランスが魔法の言葉だ。「本当に早死にしたいわけではないんでしょう？　目が見えなくなってもいいの？」。子どもや夫の面倒《ケアし》をよく見て、仕事や理想についてはとても気にかけて《ケアし》いるのに、自身の血糖値はケアしない女性に対して、医師は厳しく言う。こういう少し乱暴な言い方で、医師は、彼女自身を今よりもうまくケアすることがいかに重要なのか、気づかせようとする。しかし、自分自身をケアしすぎることもまた、よくないことである。「最悪なのは、つねに一〇（mmol/l）以下にしつづけることができると考える人たちです。先生、助けてください。血糖値が一度一一以上になったんです。彼女たちはこう言ってくる。はい、血糖値が一一を超えることもありますよ。当り前じゃないですか」。医師は、自分をコントロールすることにあまりにも拘泥する人には賛同しない。そのかわりに、医師はそういう人たちの心配を抑えようとする。「ええ、そういうことは起きます。大丈夫です」。予測不可能性は病気とともにある生に付きものであり、この予測不可能性と戦ってもより大きな苦境に陥るだけである。それは、思慮深いことではない。

　だから、ケアの実践において持ち出されるのは、私たちの欲望ではなく、知性である。とはいえ、これは合理主義に行きつくわけでもない。私たちの欲望は必ずしも合理的ではないだろうが、私たちの知性も合理的ではない。そのようにケアのロジックは想定する。私たちの知性は、一貫性の無さや矛盾や強迫観念に満ちている。だから、ケアの専門家は私たちの知性を涵養しようとする。洞察を与え、探りを入れるための問いを投げかけ、自信を取り戻させようとする。そうすることによって、ケアの専門家は私たちがすでに考えていたことを再検討しようとするだけでなく、私たちがよりバランスをとれるように、釣り合いをとろうとする。コントロールという幻想を増大させることなく、私たちが自分をうまくケアできるように励ます。不愉快な不意打ちがあることも予期されている。血糖値測定器の広告には、不愉快な不意打ちが入り込む余地はない。マーケティングは誘惑だ。「見て！　山を歩いている自分をイメージして！　素晴らしい血糖値測定器があればできますよ！」。山を歩くことで手違いが起きうることについては決して言及されない。いずれにしても、トラブルの責任をユーロフラッシュに求めることはできない。「失敗したのはあなたじゃないですか？」。いや、これも言及されない。しかし、市場では、あなたと私を含めたすべての私たちにこういう恐怖が暗黙の裡に喚起される。誰も彼らに反論しない。反対に、善いケアの実践では、失敗の恐怖は明確に言及される。統計が何といおうとも、病気だけでなく山も機械も友人も血糖値もすべてが不安定であると、ケアの専門家は思い出させてくれる。予測不可能。最善を尽くして。でも、それが十分でないことがわかったら、なるにまかせて。すべてをひとりで背負おうとしないで。

健康を望むのか、病気とともに生きるのか

ユーロフラッシュの広告は「自由を望む人びと」に血糖値測定器を売るために、自由でありたいという欲望を駆り立てる。それは他の欲望ももてあそんでいる。歩きたいという欲望、若くありたいという欲望、友人を持ちたいという欲望。そして、健康でありたいという欲望。もう一度広告を見てみよう。テストストリップは載っていない。血も掲載されていない。ややこしいものや病気を示唆するものはない。すてきなデザインの血糖値測定器は、たとえば山を歩くことを助けるウォーキングポールのような、「普通の」ありふれた道具のようだ。歩くこと自体も、「健康」との関連を喚起する。そして、血糖値が五・六（mmol/l）であるので、いまユーロフラッシュを使った歩行者は完璧な状態にある。では、広告のなかでユーロフラッシュを使っているのは誰だろうか。わかるはずがない。写真は、同じように元気で活動的な三人の歩行者を示している[10]。ユーロフラッシュが健康をもたらすとは決して明示されていないとしても、明らかに健康が描かれている。不在の存在。それは、様々な方法で表象される[11]。

糖尿病とともに生きる多くの人びとは体調不良を感じているわけではないし、彼女たちを病気に還元するべきでもない。生活には、診断名よりも多くのことが含まれるからだ。しかしながら、今のところ、（とくに一型の）糖尿病は、回復したり消えてしまったりすることのない慢性疾患であ

る。だから、血糖値測定器の広告のなかで健康への欲望に訴えかけることは、特別な仕方で欲望をもてあそんでいる。潜在的な購入者が、診察室での心配そうな助言よりも、この広告に元気づけられることはあるだろう。長期にわたる合併症の苦しみについてガミガミ言われるのでも、思慮深く適切に自分をケアするように励まされるのでもなく、患者はすてきな夢へと誘い込まれる。ウォーキング、自由、健康！　こういう夢に駆り立てることで、消費者が代金を支払えるかぎり商品を売り続けることが可能になる。結局のところ、慢性疾患とともに生きる人びとの健康への欲望には限りがないのだから[12]。

善いケアは状況を改善するために努力しながら、同時に、気まぐれ《エラティック》であるという病気の性質を尊重する。糖尿病看護師がヤンセンさんに血の垂らし方を説明しているシーンを思い出そう。このシーンは、ケアが病気を否定することなしに飼いならそうと試みる典型的なやり方を示している。「こうやって持ってください。そうです。それでいいです。それからここに刺します。指先の側面です。正面じゃなくて側面です。そうです、そこです」。ヤンセンさんは、糖尿病の合併症を避けるため、少なくともその発症を遅らせるために自分の血糖値の測り方を学ぶ。合併症の一つは失明である。血糖値を測定することは失明を避ける手段である。しかし、ヤンセンさんは、最初の日から、指先の正面ではなく側面を刺すように学ぶ。これは、最大限の努力をしたにもかかわらず失明してしまった場合、世界を感じるために指先の正面が必要になるからだ。だから、まさに刺し方を学ぶその瞬間に、健康を希望することと病気を受容することの両方がある。あなたは、可能なかぎり健康でいつづけるために刺し方を学ぶ。しかし、あなたは、実際の病気は気まぐれであり、失明を含めた合併症が起きうるのだという事実も尊重する。

ケアのロジックでは、都合のいい約束をするのは職務上の罪である。そうしたいこともあるだろうが、間違っている。ある医師がインタヴューのなかで「難しいのです」と告白してくれた。「信じられないくらい難しいことをするように言わなければなりません。つねに自分自身に気を配るように。血糖値を可能なかぎり下げ続けるように。これは今後のためです、と付け加えます。なぜなら、血糖値が一二や一五やそれ以上でも、調子はよいかもしれないからです。それから、彼らは待合室で足を切断された人を見ます。これは恐ろしいことです。とても恐ろしいことです、だから、彼らは尋ねます。先生、一生懸命がんばれば、私は足を切らずにすみますよね？　と。でも、私は何も約束できません。誰もわかりません。彼らも足を切断しうるのです」。病気は気まぐれだ。だから、善い医師は約束をしない。確実なことは一つしかない。最終的にあなたは死ぬ。それがいつなのかは人によって違うが、死が訪れるのは確実だ。手の施しようがなくなったら、医師は言うだろう。「申し訳ありません。これ以上、私があなたにできることは何もありません」。生きたいという気持ちを持ち続けていたとしても、それから先はサポートと同情だけが与えられ、英雄的な行為は禁止される。(13) ケアのロジックでは、行動主義《アクティビズム》にも限界がある。これももう一つの還元不可能な差異である。市場ではほとんどすべてのものが取引される。無駄な取引も制限されない。市場において、「私があなたにできることは何もありません」と言えるだろうか。「ない」を売ることは難しい。

なるにまかせるアクター

選択のロジックは、支援を求める人びとを、「受動性」を語源とする「患者」ではなく「消費者」と呼ぶ。私たちは、「ケアの国の消費者」だとされる。他の消費者と同じように、糖尿病とともに生きる人びとは、自分が魅力的だと思う製品を買うために市場に招き入れられる。インスリン、測定器、思いやり。しかし、ケアのロジックでは、助けの必要な人びとは十分な理由があって「患者」と呼ばれている。苦しんでいる。病気であり、選んでそうなったわけではない。しかし、このことは、ケアのロジックが患者を受動的だとすることを意味しない。そうではない。ケアの活動は、医師や看護師や機械や薬や針などによって行われるが、患者もまた多くのことを行わなくてはいけない。食べ、飲み、注射を打ち、計測し、そして運動する。患者たちはケアする。

患者を「消費者」と呼ぶとき、選択のロジックは壮大な視界を開く。山の上からは、苦しみは見えない。市場の言語には、ポジティブな言葉だけが含まれている。売るための製品は魅力的である。いみじくも、中立性からほど遠く、製品は善きもの《グッズ》と呼ばれている。反対に、ケアのロジックは何かしらネガティブなことからはじめる。あなたは、糖尿病にならなければよかったと思うだろう。そうだとしても、あなたは二度と健康にはなれない。しかし、健康が望めないということは、あきらめるべきだということではない。ケアのロジックが作り上げようとする能動的な患者は、柔軟で弾性のあるアクターであり、ケアすることによって、病気が許すかぎりなるべく健康であろうと努力する。ケアチームが共同で行う活動の結果がどうなるのかは分からない。病気は予測不可能だ。だから、ケアの技法とは、コントロールを求めずに行為することである。続けながらもなるにまかせる。必要であればどんなときでも、腰をかけ、指先の側面を刺し、血を絞り、テストストリップを血糖値測定器に差し込み、表示される結果を待つ。これがケアだ。

第三章　市民と身体

市場では、患者は消費者と呼ばれる。国家レベルの政治においては、私たちは市民であるとされる。消費者と同じように、市民も選択をする。しかし、それ以外の点では、この二つの選択のロジックは大きく異なっている。消費者が製品を市場で買うのに対して、市民は何よりもまず国家との関係で定義される。リベラル・デモクラシーでは、市民は国家を支え、集団で自らを統治するものとされる。このことが実践上は、通常、選挙のさいに投票し、日々の統治を行ってくれる代表者に実務を委ねることでまかなわれている。しかし、市民であることは、国家の状況を制御するだけでなく、人びとのあいだの関係に特定の形を与えるということでもある。民法は、市民と呼ばれる人びとのあいだの関係を契約として構成する。契約には、それにかかわる両当事者が尊重するべき権利と義務が随伴している。ここ数十年のあいだに、西洋のほとんどの国々では、患者とヘルスケアの専門家をともに市民として構成する「患者法」が施行された。これらの法律によると、診察室に入った患者はそこにいる専門家との契約に暗黙の裡にサインしたことになる。そして、患者を助けることに同意することによって、専門家もまた契約上の合意をしたことになる。(1)

患者法を支える理念は、領主が農奴を支配していたように専門家が患者を支配してきた長い時代を終わりにしようというものであった。領主と専門家は家長の役割を担っていた。家父長制では、ケアと支配は一体である。家父長的なケアが善意にもとづくものであろうとなかろうと、医師が当然視してきた患者に対する権力の行使は終わらせなければならない。選択のロジックはそう考える。だから、農奴と同じように、患者も解放されて市民になるべきである。解放は公平性につながる。患者法が規定している義務は、患者は真実を告げなければならず、専門家に対して病気に関係するすべてのことを明らかにしなければならないというものである。これに対して、専門家が尊重すべきなのは、患者こそが能動的に助力を要請しているという事実だ。したがって、オランダ（と他の多くの西洋の国々）の専門家には、今や、診断と治療の過程でどのようなことが起きうるのかを患者に決断させることが法的に義務づけられている。専門家は患者に情報を提供し、その上で患者が何を望んでいるのかを尋ねなければならない。専門家は、患者が明確に同意を示してからのみ行為するだろうし、複数の選択肢がある場合、選択を行う法的な権利を持っているのは患者であるべきである。

市民版の選択のロジックでは、診察室のなかの専門家は患者に製品を売るとは考えられていない。

そのかわりに、専門家と患者の関係は契約という形をとっている。この契約によって、専門家の権威は排除され、医師（や他のヘルスケアの専門家）と患者は平等に尊重されることになる。医師と患者の役割は異なるし、契約は両者に異なることを要求するが、両者はともに民法上の行為者である。「これが善いものだということに大真面目に疑問を差しはさむ人などいるのだろうか。この本の著者は、よもや家父長的な権威への回帰を擁護しようとしているわけではあるまい」、とあなたは思うかもしれない。もちろん、私はそんなことは望んでいない。にもかかわらず、私は本章で、診察室のなかの医師と患者を市民として捉えることは見かけほど素晴らしいものではないと主張していく。これは、病気に関しては医師（や看護師や栄養士や理学療法士など）が最善の方法を知っているからではない。私が市民版の選択のロジックに疑問を抱くのは、患者の解放を失敗させるためではない。そうではなく、私は解放の一歩先へと向かいたいのだ。

解放は抑圧よりはましかもしれないが、同時に、予想以上に限定的な理想でもある。女性運動が教えてくれたように、「女性」と「男性」の平等を目指すことは、女性が（実践的に可能なかぎり）男性と同じようになることを「許される」ことを意味していた。しかし、どれほど素晴らしいものに聞こえようとも、「男性」が基準とされていることに変わりはない。さらによくないことに、「実践的に可能」という限定があるので、結局、実践的に問題がある場合には女性は決して「男性と同じように」はなれないということになる。そのため、女性運動においては、解放は、フェミニズムというもう一つの戦略によって補完されてきた。男性と女性という形象を動かすかわりに、フェミニズムはカテゴリーに干渉する。「女性」と「男性」という定義そのものに疑問を突きつけ、男性を標準とすることに干渉する。患者運動も同じような想像力を持ちうるのではないかというのが、私の提案だ。フェミニズムとの類比にもとづいて、私たちはそれを、素晴らしい言葉ではないかもしれないが、ペイシャンティズムと呼べるだろう（読者の皆さんにはよりよい言葉を考えてほしい！）。ポイントはこうだ。もし診察室の患者が実践的に可能な範囲において市民となることが「許される」のであれば、市民であることが標準として確立される。一見、これは素晴らしいことのようだ。なんだかんだいっても、市民は封建領主に命令されることはない。市民同士の契約は、市民が自分自身の生の主人であることを約束する。しかしながら、よくよく見てみると、見落とされているように思えるものがある。定義上、市民は身体によって悩まされていない。しかし、患者は、悩まされている。[2]

一つの広告を細かく分析した前の章とは異なり、この章では一つの典型的な患者＝市民を取り上げて診察室からの物語と比較するわけではない。私の関心は、「定義上、市民は身体によって悩まされていない」ということにあるので、市民の**定義**を検討していく。「市民」という言葉は、西洋の政治理論史のなかで徐々に変化しながら形作られてきたので、この歴史を少しみてみよう。私は、三つのヴァージョンの「市民」の概略を（きわめて大雑把に！）提示する。最初に輪郭が示されたのははるか昔だが、これらのヴァージョンは依然として現在の私たちの理解と共鳴している。「定義上」、三者に共通しているのは、市民の身体は決して市民の計画に干渉しないというものである。

市民は彼の身体をコントロールするか、飼いならすか、あるいはその軛から逃れる者である。「市民」は、その権能を、沈黙する臓器に対して自らの選択を行うことに負っている。[3] しかしこのことは、自分の身体をコントロールし、飼いならし、超越しうるかぎりにおいて、あなたが市民となれることを意味する。病気はこの前提に干渉する。そのため、患者＝市民はその一部を括弧に入れなければならない。患者であるあなたが市民になりうるのは、健康な部分のみである。決して完全に市民にはなれないし、あなたの全てが市民になるわけでもない。

市民版の選択のロジックでは、身体は従属させられる。そして、解放がどれほど素晴らしく思えても、この身体の従属は、患者にとっては高額の対価である。病気などのもろもろを抱えた患者を真剣に受け止めないなどということがありうるだろうか。これが**ペイシャンティズム**が取り組むものである。**ペイシャンティズム**は、「患者」と「健康な人びと」の平等を求めるのではなく、「正常」のかわりに病気とともに生きることを標準として確立しようと試みる。**ペイシャンティズム**は、私たちはみな、塵から生まれ塵へと返るのだということを強調する。市民であることが身体をコントロールし、身体に沈黙を強い、あるいは身体を放棄することを私たちに要求する一方で、**ペイシャンティズム**は私たちの身体をいたわり、ともに存在することを許し、さらには大切にする方法を模索する。そのためのレパートリーをどこから見つければよいだろうか。家父長的な専門家が患者を虐げることを仕事にしていると信じている人には奇妙に聞こえるかもしれないが、身体に気を配るのに適したレパートリーは診察室のなかで見つけることができる。[4] そこで行われている多くのことは改善される必要がある。**ペイシャンティズム**が進むべき道は長い。しかし、診察室で提供されるケアからは、患者法に書かれた規則や規定からよりも多くのことを学べるだろう。このことを論じるために、市民＝身体についての三つの理論的枠組みを提示し、それらをケアの実践のスナップショットと比較しよう。ケアのロジックは、肉を持ち、脆弱で、いずれ死に至る身体にどのように波長をあわせるのだろうか。

コントロールか気配りか

現在の「市民」という用語と共鳴する第一の意味のレイヤーは、ギリシアの政治理論やそこから作られたものに由来している。ギリシアのポリスは、専制君主によってではなく自由民《フリーメン》によって支配されていた。重大な決定がなされるときには、自由民たちはアゴラと呼ばれる都市の公共広場に集まった。都市を異邦人から守る必要があれば、自由民たちは戦った。役目を果たすための能力は、意思の力と男性的な身体の強さに依存していた(5)。今も残されている屈強な英雄たちの石像には、滑らかに磨かれた皮膚の下に、研ぎ澄まされた筋肉が明確に見て取れる。ギリシアの市民にとって、身体のコントロールは筋肉のコントロールと同じだった。すべての筋肉ではない。心臓と腸の筋肉は勝手に動くからだ。しかし、ギリシアの市民であれば、随意筋を通常よりもなお意思の力で従わせるように鍛錬しているものだとされる。そうすることで、あなたは決して他の誰かの操り人形、つまり奴隷にはならなくなる。自由民は、まさに筋肉をコントロールするように、決定を行う一つの中心から世界をコントロールすることができる。

糖尿病とともに生きることについて話すさい、「コントロール」という言葉は、外部から血糖値を安定させる試みに対して頻繁に使われる。しかしこの言葉はミスリーディングである。自らの代謝に気を配ることは自分の筋肉をコントロールすることとはまったく似ていないからだ。考えてみてほしい。糖は身体のなかのすべての細胞で燃えている。このプロセスは、一つの中心から操作することはできない。糖尿病ではない身体のなかの一つの中心からも操作できないし、外部からの随意調節によって従わせることもできない。代謝はあまりにもたくさんの変数に依存している。つねに予測していないことが起きるので、完全にコントロールすることはできない。そのため、代謝のバランスをとることを学ぶことは、筋肉を強化したり意志を強くしたりすることではなく、気の配り方を学ぶことなのだ。糖尿病とともに生きるためには、感覚と柔軟性が必要である。何が起きているのかを注視して、それに対応する。調整できるようにしておく。

この一環として、あなたは周囲の状況と賢くかかわらなければならない。ギリシアの兵士の鍛えられた身体は肌で覆われている。しかし、糖尿病とともにある人の代謝する身体は食べ物と飲み物を外部から吸収し、汚物を排出する。代謝する身体は、すべての異物を外部に留めておくことはできず、世界の他の部分と物質を交換する。少し前に皿の上にあったリンゴを、あなたはかじり、噛み砕き、飲み込み、一部を消化し始めている。グラスに入っていた水は、あなたの腸に吸収され、血を薄めている。血は、腎臓のなかでまた濃くなる。境界が開いているわけではない。腸の内層は炭水化物を通すが、細菌は防ぐ。肺実質は酸素を取り入れるが、煤の粒子は侵入させない。尿素は腎臓を通じて外に出るが、タンパク質はそうならないようになっている。閉じられているわけでも開かれているわけでもない。代謝する身体の境界は半透過性である。何が通過して何がしないのかは、一つの中心からコントロールできない。しかし、身体には気を配る必要があるし、あなたが糖尿病であればなおさらそうだ。糖尿病とともにある身体は糖質の摂取を黙って制御してくれるわけではない。あなたが能動的に、豆やパンやリンゴのエネルギーと自分が使うエネルギーや注射するインスリンのバランスを取らなければならない。そう、あなたはインスリンを注射しなければならない[6]。

ギリシアの自由民にとって、食べることは私的に行われる。女性と奴隷が食事を作る。お腹がいっぱいになると、男は家を離れ、他の男とともにアゴラに集まり、都市国家の問題について公的に議論するだろう。対照的に、糖尿病とともにある人びとにとって、代謝に関する事柄が私的な問題でないことは明らかだ。代謝に関する事柄は、つねに公的なものでもある。家の外からやってくる食べ物は、どこかで育てられ、輸送され、購入され、洗われ、調理されることがなければ、食卓に上がることはない。これらの作業のいくつかを自分でする人もいるだろうが、他の人が行う作業もある。家族や友達やそれを仕事にしている人びと。これは、私たちすべてに当てはまる。しかしそれだけではなく、糖尿病とともにある人びとの代謝は、肌の外側の他の物にも依存している。一九五〇年代に工業製品としてのインスリンがまだ新しかった頃、オランダの糖尿病とともにある人はよく次のように言っていた。「私の膵臓はオスにある」。オスには、人びとのためにインスリンを作っていたオルガノン社の工場があった。

インスリンが身体の外側で作られるとして、どのように内側に入るのだろうか。インスリンを食べた場合、腸のなかで破壊されてしまう。だから、肌から直接注射されなければならない。「今は、私がインスリンを注射します、アルザリさん」と看護師はいう。「明日はあなたの番です。私がやるのをよく見てください。大丈夫です。痛くないですよ。怖いですか？　ほら、もう終わりました。そんなに大変じゃないでしょ？」。インスリンは針によって注射される。昔からある注射器と違い、最近の針はとても小さい。針のついている装置は「ペン」と呼ばれる（大きく改善されたとはいえ、今でも婉曲表現が使われていることは注目に値する）。「最初は、自分で注射をするために隠れていました」とホラルド・リーはいう。「でも、今は違います。どこにいるかは気にしません。ペンは簡単です。必要があれば、服の上からも打てます。だから、レストランにいても『注射打たなきゃいけないんだよね』と言ったり、何も言わずに打ったりします」。ペンを使うのは簡単だろうが、それでも面倒なことではある。ペンに関心を向ける必要がある。糖尿病がなければ身体のなかで自動的に起きることを、糖尿病とともにある身体の外側で行おうとすると、たくさんの作業が必要になる。

インタヴュアー　ペンを使うことを面倒に感じますか？

ターニャ・トゥルダイン　いいえ、とくには。いいですか、私の命はペンに依存しています。いつも使っているので、もう慣れています。ペンは……そうですね、私の一部なんです。

ちょうど、インスリンが注射を通して身体の一部となるのと同じように、ペンは繰り返し使われることによって自己の一部となる。これは、見た目が怖そうなペンよりも、かわいらしいペンを使うときに起きやすい。だから、ペンのデザインを変えることは改善なのだ。レストランで食事をしているときでもペンを見せることができる。あなたの一部を隠す必要はない。

身体は遠く離れた小さな町まで拡張されるだろうし、ペンは人間の一部となりうる。だから、代謝は単なる物理的過程ではない。アクターであるということが何を意味するのかについてのモデルを提供する。ギリシアの市民は中心から筋肉と身体の動きをコントロールし、彼の身体は肌によって閉じられている。自分自身をコントロールすることを覚えれば、敵の手に落ちることはない。誰かの奴隷になることはない。代謝するアクターは、誰かの操り人形になることを恐れる必要はない。誰も糸を握ることはできないからだ。そのかわりに、他のリスクがある。低血糖症になったり、自己統制が利かなくなる可能性がある。最悪の結果を避けるためには、吸収するエネルギーと消費するエネルギーのバランスを非常に注意深くとる必要がある。代謝のバランスを安定させるのは、中心からのコントロールや強い意志にではなく、肌の内外に分散した調整に依存している。ケアのロジックが関心を寄せるのは、この分散した調整だ。ケアすることは、コントロールではないし、ましてや抑圧でもない。ケアすることは、自由でいることや誰かを奴隷にすることとは関係ない。そうではなく、移ろいやすい身体内部のバランスと、身体と複雑な環境のあいだの流れのバランスに気を配ることなのだ。

飼いならすか慈しむか

「市民」と関係している第二の形象は、文明化した人間という意味を持つブルジョアである。ブルジョアにとっても自身の身体をコントロールすることは重要だが、筋力は必要ない。文明化した市民は、自らの動きを制御する必要はない。彼らは、自らの情熱を飼いならすべきである。[7] キリスト教では、情熱は劣情であるとされる。自らの劣情に従って行為することは罪である。善きキリスト者は内に潜む獣を飼いならさなければならない。政治哲学者が市民を支配される必要のない人間、自らを統治できる人間と定義し始めたとき、「罪」については語らなくなった。しかし、情熱は依然として飼いならされる必要がある。論理的に考える能力を鈍らせるからだ。論理的思考にもとづくならば、情熱に支配されている人たちは自己中心的である。情熱に支配されている人たちは、「公益」に寄与することができないし、人びとのあいだの葛藤を解決することもできないとされる。争ってしまう。だから、人びとが情熱的であるかぎりは、上から葛藤を終わらせる権威を必要とする。自らの情熱を飼いならす能力は、自己を支配するための前提条件である。この能力がブルジョアとしての市民を定義する。

哲学者が情熱に関する論文を書いていたとき、エチケットブックも内に潜む獣をコントロールすることについて書いていた。市民のみなさん、気をつけましょう。ゲップしたり、おならしたり、酔ってわめいたり、ナイフを振りかざしてはいけません。公共空間にでるときは、武器を家に置いておきましょう。唾は痰つぼに吐きましょう。日々の実践において、身体の行動はコントロールされていなければならない[8]。結果的に、よく飼いならされた身体は見かけ上の不在によって特徴づけられる。このような市民性の形跡は現在も残っている。市民であることが称揚される典型的な状況であるパブリック・ミーティングを例にとってみよう。落ち着いて椅子に座っていなければならない。会議が続いているあいだ、あなたは身動きをしたり、そわそわしたり、あくびをしたり、居眠りをしたり、叫んだり、身体を掻きむしったりしてはいけない。あなたの身体は、(セックスすることはもとより)食べたり、飲んだり、トイレに行ったりする必要を先延ばしにできるとされている。会議は物理的に出席することを要求するが、同時に私たちの身体は不在でなければならない。

患者たちは、これがいかに難しいのかを診察室で説明する。会議は誰にとっても難しいが、少し余計に手のかかる身体とともにある人びとにとってはさらに大変だ。ヘンリエッタ・ティルストラは医師にこう告げている。「新しい仕事は順調です。でも、簡単ではありません。中身はまったく問題ありません。大変なのは、永遠に終わらない会議に出ることです。そうしていると、下がったなと感じます。血糖値がです。でも、どうしたらいいのか分かりません。そこで何かを食べたくありません。会議の場で。おかしいでしょう。会議中に食べている人なんていません。たぶん、席を離れてトイレに行って血糖値を測り、感覚が正しいかどうか、本当に血糖値が下がっているかどうかを確認するべきなのでしょう。しかし、それもおかしなことです。そんなことをする人もいないからです。みんな席を立ちません。でも、もちろん、本当に恐れているのは会議中に低血糖になることです。会議中に変なことを絶対に言いたくないんです」。低血糖（つまり、血糖値が極端に低い、低血糖症）の身体は、荒々しくふるまう。不快で攻撃的なことを言い、毒づき始めるかもしれない。側にいる人たちは、そのような変化は病気のためだと学ぶかもしれない。そうであれば、あなたを許してくれるだろう。しかし、彼女たちは、しばらくして、あなたが食事をした後に、あなたの言うことをまだ真剣に取り合ってくれるだろうか。あなたにはわからない。だから、会議中には低血糖は避けるべきだ。しかし同時に、あなたがそのために必要なことをすることは想定されていない。市民の身体は、会議の議題に従属するべきである。食べることも、席を立つことも、血糖値を測ることも、すべてふさわしくない。

これに対して診察室では、身体は沈黙しているどころか、発話の必要条件である。身体は語る存在そのものだ。身体的な観点からみると、話すことは楽な作業では決してない。口が乾きすぎてはいけないし、きちんと呼吸できていなければならないし、血糖値が十分に高くなければならない。発話のためのこうした身体的要件は当たり前のことではない。これらの要件は、ケアを求めるし、ときにさらなるケアを要求する。そして、診察室ではこれらのケアに気が配られる。だから、診察室での会話において重要なのは、会議で話されたことではなく（「中身はまったく問題ありません」）、話すための、あるいは理にかなったことを話すための身体的な能力である。ヘンリエッタ・ティルストラと医師は、どうすればもっともうまく会議に対処できるのかについて検討する。会議が始まる前に、いつも何かを食べるようにしたほうがいいかもしれない。ヘンリエッタの同僚は彼女がときどき席を立つのに慣れるべきかもしれない。低血糖症については明らかにしておくべきだろうし、でもよくよく考えてみるとそうでもないかもしれない（同僚たちは病気に対して変に思うかもしれない）。診察室における課題は、ヘンリエッタ・ティルストラが話をするときに真剣に取り合ってもらうために、彼女の身体を真剣にケアするのかということにある。

診察室では、身体は、哲学者が大切にしてきた知的生活の前提条件ではない。身体は生きており、行為するものであり、身体がうまく生きることが理想である。文明化した市民が身体を飼いならさなければならない一方で、診察室のなかの患者はそうすることを求められない。情熱の――情欲でさえ――何が悪いのだろうか。ケアのロジックでは、何も悪くない。快楽は、何らかの階層の下位に位置するものではない。命が続くかぎり生を楽しむのは素晴らしい！　これは、とくに糖尿病のケアの文脈では奇妙に聞こえるかもしれない。結局のところ、糖尿病とともに生きる人びとは抑制することを勧められるからだ。血糖値に気を配ることは、しばしば、身体的な喜びを慎む必要があることを意味する。たまのビールはいいだろうが、習慣にしてはいけないし、二本飲んではいけない。パーティーが続いていても、ケーキはひと切れで十分だ。糖尿病とともにある人びとは、単に（みんなと同じように）会議で自制を求められるのみならず、パブでも、そして誕生日会のように飲食をともにするお祝いの場でも、がまんしなければならない。しかしながら、これがどれほど大変であろうとも、禁欲主義ではない。ケアが要求する慎ましさの要点は、ビールやケーキやその他のものが喜びを与えるからダメだということではない。ポイントは、飲食物が現在のあなたの血糖値を上げ、将来の人生を楽しめなくするということにある。今、それらに夢中になるということは、やがては合併症になるということだ。目で見ることも歩くこともできなくなる。死んでしまうかもしれない。そういった合併症を避けることがベストだろうし、少なくとも発症を先延ばしにしたほうがいいだろう。そうすれば、人生を多少長く楽しむことができる。ケアのロジックでは、いくつかの喜びをあきらめることで他の喜びがもたらされる可能性が上がるならば、合理的だとされる。それそのものとしては、喜びはいいものだ。

診察室では、糖尿病とともにある人びとは、治療のための規則に従うのがどれほど難しいのかを説明する。「馬鹿なことをしてしまいました、先生」と彼らは言う。不慣れな医師はそのことを厳しく非難するかもしれないが、優れた専門家はそのように自分を責めている人に同調することなどない。かわりに、穏やかに返答する。「でも、厳しすぎるのもよくないですよ」。診察室では、楽しむことは罪ではない。軽蔑されることですらない。セックスを例にとろう。糖尿病外来のセックスについての会話では、どのように患者の「性生活」を改善できるのかに焦点が当てられることが多い。喜び、楽しみ、オーガズムについての会話だ。糖尿病は、ベッドのなかでも難しい。性行為によってときには低血糖になる人がある（そして、再発を恐れるようになる）。糖尿病の男性で（想定していたであろう年齢よりもはるかに早く）勃起できなくなる人もある。パートナーの片方がこの病気で、もう一方がそれに対処することがあまりに複雑で難しいことを知ったために、関係が悪くなることもあるだろう。そのようなとき、優れた専門家は患者たちと改善のために何がなされるべきかについて話す。誰が、何を、これまでとは違うようにできるだろうか。どのように善い生活をおくれるか。糖尿病のケアにおいて、喜びは問題ではない。血糖バランスの乱れが問題だ。同じように、喜びの欠如も問題なのだ。

物事が順調に進むことはめったにない。摩擦が起きることが多い。医師と患者は、ときにどうにもならない、不適切な失敗を笑ってやり過ごす。三杯目のビールを飲んだんでしょう？　パーティーの日に徹夜したから、どれくらいの量のインスリンをいつ打てばいいのかわからなくなったんでしょう？　そういうものだよね。そういうことはあるよね。でも、もしあなたが本当にケアしなくなれば、医師は真顔に戻る。とはいえ、医師は、恥じるべきだとは言わない。その言葉は、自己のケアではなく自己懲罰につながるからだ。道徳的な非難は役に立たない。そのかわりに、医師はこう言うだろう。「いやあ、それはよくないですよね？　何があったんですか？」。あるいは、「何が問題なんですか？」と。そのような会話の技術によって、患者がうまく自分をケアすることを妨げているものが明るみにでて、議論の俎上にあげられる。目的は、状況を改善することだ。確かに、ヘルスケアは私たちの日常生活のあらゆる細部に口をはさむ。そしてもちろん、私たちの身体を正常にしようとする。しかし、ヘルスケアは身体を軽蔑しているわけではない[9]。ケアは、抑圧とはほとんど関係なく、それよりもはるかに身体を大事にすることと関係している。

決定済みか生きているか

政治理論における「市民」は、ギリシア的でもあるし文明化されてもいるが、第三のヴァージョンもある。市民はまた、**啓蒙されている**。啓蒙された市民は自由な精神である。自由な精神は批判的に判断をする能力を持つが、それは身体を含む世俗の現象から逃れることができた場合に限られる。そのため、この市民は、自らの身体をコントロールしない。そのかわりに、彼は身体から逃れ、それを超越する。この市民のモデルとなっているカント派の哲学者のように、啓蒙された市民は単なる現象から解放されている。反省的に距離をとって、彼は世界を裁定する。痛みに苦しんでいる人や熱にうなされている人、死への恐怖に震える人、あるいは血糖値が低すぎる人は、それと同時に啓蒙された市民になることはできない。身体性がかき乱されると、人は身体に引きずり込まれる。肉体から解放されているときにだけ、啓蒙された市民は自由な精神になることができ、判断を下せる——自律的に[10]。

啓蒙された市民の身体は、因果関係によって結びつけられている。それは自然の一部であり、科学は決定論的な枠組みにもとづいて徐々にリアリティを把握しつつあるので、遅かれ早かれすべての身体的な側面は説明されるだろう。近代哲学に祝福される自由な精神と近代科学によって明らかにされる決定論的な身体。奇妙なペアだ。しかし、それらは両輪なのだ。政治哲学が啓蒙された市民を発明する一方で、自然哲学は実験室で身体機能を実験する。食べ物の匂いを嗅いだ身体が胃液を分泌することは、犬に肉の匂いを嗅がせた後で食べさせることなく胃を切開したり、チューブから胃液が流れだすような切り口を作ったりすることによって明らかになった。血糖値が上がると膵臓がインスリンを作ることは、健康な犬の膵臓を取り除くことによって明らかになった。犬はすぐに糖尿病になった。こういう例はいくつもある。明らかになった事実は、因果関係というフォーマットに落とし込まれた。血糖値の上昇はインスリンの生産を引き起こし、それが細胞による糖の吸収を引き起こす。血糖値の低下はグルカゴンの生成を引き起こし、それが今度は糖の供給を引き起こし、血糖値は再び上がり始める。因果連鎖は、これらは避けられないことだと説明する。起きていることはすべて、それを説明する要因に含みこまれている。(11)

現在の医学は自然科学にもとづいている。だから、決定論的で因果関係にもとづく身体が、診察室では圧倒的に重視されていると考えるかもしれない。これが真実であるならば、診察室で市民権を要求することに意味がある。やはり、自由な精神であることと不自由な身体に還元されることを比べて、誰も後者を望んだりはしないだろう。しかし、臨床の場において、身体は本当に因果連鎖として対処されているのだろうか。そうでないとしたらどうなるだろうか。おそらく、「因果関係にもとづく身体」は、「市民である」という理想を伴うときにのみ、診察室に登場するのかもしれない。ケアの実践において、身体は逃れられるものや逃れようと試みるべきものであることは決してない。身体は大切にされるべきものである。そして、病気に対処するさいに、身体は、あなたが還元されるような何かであることもほとんどない。ケアのロジックでは、血と肉は決定論を意味するわけでもない。診察室では、自然科学の知識が動員される一方で、新しい課題も与えられているからだ。知識には、世界の成り立ちを説明することではなく、何が**されうる**のかを提案することが求められる。知識は、実践的な問いに対する回答を強いられている(12)。

診察室で医師が「アルザリさん、どれくらいの水分をとりますか?」と問いかける。アルザリさんは、一日に四リットル飲むという。多すぎる。しかし、医師はこの過剰な水分摂取を因果関係としてではなく、糖尿病の症状として理解する。アルザリさんの肌の下で何が起きているのかを明らかにすることではなく、医師とアルザリさんが何をするべきなのかを指し示していることに益がある。彼らは、この過剰な水分摂取にどう対処するのかを知るために行為すればよいだろう。身体についての因果関係を受けいれるのではなく、ケアのロジックは身体の生きられたリアリティに介入しようとする。病理学はインスリンの欠乏が死因であることを説明するだろうが、診察室の医師と患者の関心は生存の可能性のほうにある。だから、医師は書類を取り出し、印刷されているボックスにチェックを入れる。診察が終わると、アルザリさんは検査室に行き、尿をビンにとって検査技師に渡す。他の技師に静脈から血を採られ、その血がいくつかの採血管に入れられる。技師は、ビンと試験管にラベルを張る。それから、検査機器を使って必要なパラメータが計測される。異常だろうか。そうであれば、他の必要なことがなされる。治療が要求される。ケアのロジックでは、身体は因果連鎖のなかに囚われてはいない。治療実践のなかに埋め込まれている。

よって、診察室で問題とされるのは、身体の自然法則ではなく、身体に対する技術的介入である。ケアの実践の地平には治療がある。それだけではない。事実を発見することそのものでさえ、介入に依存している。身体の内側で何が起きているのかについての主張は、この主張にもとづいて身体に対して行われる必要のある何かにつねに依存している。教科書のなかの因果図式では「血糖値」は所与であるかのように言及されるが、診察室には「所与」であるものは一つもない。まず、血糖値は計測されなければならない。そのためには、検査機器やそれを扱う人、新鮮な血、その血を提供しようとする人が必要だ。因果的に一貫したものとしての身体の表象は、検査という実践に依存している。教科書はそういった実践を隠すが、診察室ではそれはできない。検査は行われるか、行われないままにされる何かである。(コストやリスクや持っているものや)労力に値するだろうか。計測するか計測しないか。診察室では、必然的に、この問いが事実より先に問われることになる。

診察室のなかの身体は因果的に一貫した実体ではない。計測実践と治療実践の受動的な対象でさえない。そうではなく、ケアのロジックにおいて、身体は活動する。そうせざるを得ない。アルザリさんが尿をしなければ、検査技師は彼女の尿に糖が含まれているかどうかをテストすることはできない。患者が検査を拒否するというまれな状況があることで、多くの患者がとても熱心にケアに取り組んでいるということがより一層明確になる。患者たちは、検査技師や看護師に意識的に協力し、積極的に学ぶ。数週間以内に、アルザリさんは自分でインスリンを打つことになる。すべてがうまくいけば、自分の血糖値を測るために指に針を刺す方法を学ぶことになるだろう。やがて彼女は、小さなモニターに表示された結果を読むだろう。彼女の目が健康であるかぎりは。そのため、ケアのロジックに適切な身体は、あなたが還元されるような身体ではない。あなた自身をケアすることは、(他のことと同様に)身体的な能力でもある。だから、あなたの身体を教育し訓練しなければならない。糖尿病看護師がインスリンを注射する方法をアルザリさんに教えるとき(「こうやって持ってください。そうです。それでいいです。反対の手で皮膚を抑えてください」)、彼女はアルザリさんを身体に還元してはいない。そうではなく、看護師はアルザリさんに、生き続けることを可能にする身体的技術を手渡している[13]。

生き続けるためには、身体は単に因果的な形でまとまることはできない。身体は行為しなければならない。私たちの身体は私たちの行為に巻き込まれている。身体は判断を下すためにさえ必要とされる。でも、違う。この言葉は正確じゃない。「判断を下すこと」は、「自由精神」が身体から逃れることによって獲得する能力だからだ。能動的な患者が行っていることは、「感知する」という言葉でよりよく表せるだろう。ヘンリエッタ・ティルストラは、身体から自由であるから血糖値が低いことを疑っていたのではない。反対に、めまいがし、頭がクラクラし、イライラしたから、つまり身体の内側から血糖値が低いことを疑っていたのだ。人は、低血糖が起きるさいの初期の徴候を、身体を超越することによってではなく、身体に住まうことによって認識するだろう。このような内側の感覚は（糖尿病によって感覚がそこまで害されていなければ）、鍛えあげることのできる魅力的なスキルだ。だから、感知は身体を巻き込むのであって、身体に発生するのではない。そうではなく、感知する患者の能力と努力に依存する。[14] これは専門家にも妥当する。機械が用いられるずっと以前から、臨床家は感覚を用いて診断してきた。姿勢や筋肉の緊張やあざに気づいてきたし、悲しげな話し方や呼吸困難を聞き取ってきた。心拍やしこりを触診し、代謝の乱れすらかぎ取ってきたかもしれない。[15] 看護師は、アルザリさんがこの一週間インスリンを自分で注射してきた場所に触れて、肌が硬化していないか確認する。医師が次の患者と握手をして、その手が湿っていることに気づく。「調子はどうですか？」。私たちは身体をよそにケアに取り組んでいるのではない。身体とともにケアに取り組んでいる。

「責任者は誰か」か「何をするのか」

選択のロジックは、専門家の家父長的な支配から患者を解放するという名目でヘルスケアに導入されている。しかし、専門家は封建領主とは違う。確かに専門家が多大な権力を持っている状況はあるが、それは通常法律にもとづいたものだ。法律は医師に、おかしくなって市民としてふるまえないために閉鎖病棟に監禁されるべき人が誰かを決めるよう要求する。法律は、感染症にかかっている人は、特定の条件下では、意思に反しても投薬されることがあると述べる。多くの国では、糖尿病とともにある人が車を運転できるかどうかを定める書類にサインすることさえも、医師に求めている。しかし、このような国家の支配と医療的な統制の共謀は比較的まれである。たいていの場合、診察室にいる専門家は患者に対する権力をほとんど持っていない。アルザリさんにインスリンを処方する医師は、彼女が家に帰ってしまえばインスリン注射を強制する術を持たない。人びとは法を犯せば罰せられるだろうが、医師のアドバイスを遵守しないことで罰を受けるのはごくまれなことである。[16] しかし、他の問題は生じる。もしアルザリさんや他の一型糖尿病の人が処方されたインスリンを注射しなければ、とたんに調子が悪くなり遠からず亡くなるだろう。冷蔵庫のなかのインスリンを一度に全部注射したら、もっと早く亡くなるだろう。誰が止められるだろうか。しかし、患者がすべてのインスリンを拒否したり致死量を注射したりするのは本当にまれなことである。これは、偉そうに命令されているからではない。そうではなく、多くの人は死にたくないからだ。むしろ生きたいと思っている。だから、ヘルスケアの専門家を訪ねる。彼らは病んでいる。そして医師や看護師がつねに助けになるわけではないとしても、患者は何よりもまず糖尿病によって苦しんでいる。

もしあなたが死ぬ可能性のある病気で、インスリンのようにかなり長いあいだ生きることを可能にする薬があったら、どうするだろうか。この話をすると、ほとんどの患者は次のように言う。「選択肢はないよ」。しかし、この選択肢の欠如は解放を必要としない。自由がないと感じるのは、権威への服従によるものではないからだ。それとは異なることが起きている。死んでしまえば、もういかなる選択肢も残っていはいない。糖尿病とともに生きるのはきついかもしれないが、それでもそれは人生でもある。それは、さまざまな意味で善い生でもあるだろう。人びとが求めているのはこれだ。この文脈では、誰が責任を取るのかではなく、何をするのかに関心が寄せられる。どのように生きればいい？　どのように、脆く、喜びを経験できる身体とともに、身体のなかで、身体として生きればいいい？　選択を可能にするために、市民が身体をコントロールし、飼いならし、乗り越える一方で、善い生をおくるために、患者は身体を看護し、育て、喜ばせる。あらゆる問いはそこから生じる。何をして、何を手放すのか。それらの結果は努力に見合うだろうか。どこまでがんばれるのだろうか。そして何よりも、その実践で何が実現できるだろうか。市民であることが自律を称揚する方法であるならば、ペイシャンティズムは善い生を形作る方法を探求するためのものだ。そして何かが変われば、最初からやり直さなければならない。どうすればよりよく生きられるのかを探求することは、ちょうど糖尿病と同じように、慢性的なものなのだ。

第四章　管理と手直し

選択のロジックの市場版において患者は消費者と呼ばれ、市民版では市民がモデルとされる。前者のヴァージョンは病気を理解しようとせず、後者は自分の身体を育てるのではなくコントロールさせようとする。両者には、これまで明示してこなかった共通点がある。それは、科学知識・医療技術・専門家の職務の性質についての独特の理解のしかたである。選択のロジックにおいて、科学知識は、蓄積されつづけることによって徐々に確実性を増していく事実の集合体だとされる。専門家は事実を知らなければならないし、願わくは、さらなる事実をつけ足すべきだろう。そして必要に応じて、それらの事実を素人に手渡すべきである。つまり、専門家の職務の一つは、患者に情報を提供することである。提示された適切な情報のなかから、行為の道筋がとりうるさまざまな可能性の価値を、誰かが決断しなければならない。何がベターだろうか。ペンかポンプか。厳しい制限か緩い制限か。このインスリンか別のインスリンか。一度決断が下されたら、選ばれた技術を提供したり実際に使用するのは、再び専門家の職務となる。しかし決断を下すことは複数の価値観のバランスをとることなので、医師や看護師がしなければならない特段の理由はない。治療は患者の人生に干渉するので、もっとも考慮されるべきは患者の価値観である。こうして組み立てられると、このロジックからは逃れられないようにみえる。そして選択のロジックではその通りだ。でもケアのロジックでは違う。

本章では、ケアのロジックの内部で、科学知識と医療技術がどのような形をとるのかを明らかにしてみたい。この作業が難しいのは、知識と技術についてのほとんどすべての議論が合理主義のレパートリーで組み立てられているからだ。ほとんどの医師や看護師や患者が、そしてもちろん施設長や研究者や政策立案者は、先ほどの専門家の実践についての記述を読んでうなづくだろう。「その通り、そういうものだ」。あるいは「そうあるべきだ」。しかし、さらに問いかけてみると、同じ人が合理主義的な図式に当てはまらない話を語ってくれるだろう。事実と価値観が絡み合った複雑な話、技術が約束を果たさない驚くべき話、理解するのも難しい奇妙な展開やねじれに満ちた話。通常、このような複雑性は本筋からそれた混乱だとされる。理論上の理想に従わない日々のありきたりでごちゃごちゃした実践を指しているとされる。それでいて、実践が理念にそぐわないことは、理念を疑う理由にはならないとされる。しかしこれは正しいのだろうか。科学技術の扱い方を示す整然とした理論と、診察室におけるごちゃごちゃした実践のあいだのギャップについて、臨床医はばつの悪い思いをしなければならないのだろうか。施設長が医師や看護師を「手に負えない」といって見下すのは適切なことだろうか。おそらく違うだろう。おそらく、診察室のなかで何が起きているのかを詳しく見て、科学知識と医療技術とヘルスケアの専門家の職務に関する理論を修正するときが来ているのだろう。これらはすべて、ケアのロジックではまったく異なる意味を持つ(1)。

事実か目標値か

糖尿病外来の診察室で、医師と患者が向き合っている。ゾーマーさんはつい最近診断されたばかりで、糖尿病にかかるとどういうことになるのか、まだ完全には把握していない。だから今日、医師が説明を行うことになっている。二人はここで、難しい話をする準備ができている。ここで何が起きているのだろうか。専門家が「価値判断にもとづかない情報を提供する」という職務に従事する瞬間を目撃するのだろうか。いや、そうではない。このような状況では、あるいはケアのロジックによれば、わかりやすい説明や鮮やかな冊子を使って、パッケージ化されたむきだしの事実をテーブル越しに渡すだけでは不十分だ。ゾーマーさんは糖尿病についての知識を得るべき学生ではなく、糖尿病とともに生きることを学ばなければならない患者である。糖尿病と生きるには、たくさんの時間が取られるし、実践的にも感情的にも多大なエネルギーが必要になる。さらには望ましくない合併症につながる可能性も高いので、これから説明される事実が「価値判断にもとづかない」

と想定することはばかげている。ひどくたちの悪い事実なのだ。そのネガティブさに立ち向かうことは、善いケアにとって不可欠である。「あなたは糖尿病にかかっていて、それは悪いことです」。しかし同時に、患者が悲惨さによって打ちのめされてはならない。そこで医師は、「幸運なことに、最近ではいい治療法があるんですよ」、と強調する。このバランスはおぼつかない。悲しみのための余地は必要だが、そればかりではいけない。医師は慰めだけではなく、励ましも与えなければならない。そして、苦悩は悪いものだと認められるべきだが、同時に、病気は人生が続く限り何らかの方法で折り合いをつけるべきものとして受け入れられなければならない。

ケアのロジックが専門家に求めるのは、事実を中立的な情報として扱うことではなく、その価値に注意を向けることである。そして価値は、事実が患者に説明される瞬間のずっと前から作用しはじめている。血糖値が一五ミリモルパーリットルを示している人がいるとしよう。これは中立的な事実ではなく、逸脱である。一五ミリモルパーリットルは高すぎる。病院において、血糖値は（尿素濃度やヘモグロビン値やその他の測定値も）事実《ファクト》と呼ばれることすらない。これらは「値《ヴァリュー》」である。血液の値。血糖値を測定することは、糖尿病の治療にとって、また糖尿病とともに生きることにとって、重要な一側面である。糖尿病の身体は、体内の血糖値をその内部で制御することができない。糖尿病ではない身体では、血糖値が上がるとインスリン値も上がり、このインスリンが糖を取り込むよう体細胞に指令を出す。糖尿病では、このフィードバックシステムが機能しなくなる。外部からインスリンを注射しないと、食後に血糖値が上がる。インスリンを注射すると、体細胞が糖を焼やすか、吸収できるようになった糖を蓄えるので、血糖値は下がる。血糖値が下がると、糖尿病でない身体は、体内へ糖を供給するためにグルカゴンを作りはじめる。糖尿病のある人びとの場合、この拮抗調節反応《カウンターレギュレーション》が適切に機能しなくなる。したがって、再び外部から介入して何かを食べないことには、血糖値が下がりすぎてしまう。血糖値が非常に低くなると、昏睡状態に陥ることもある。その場合、自分で食べることはできないので、誰か他の人にグルカゴンを注射してもらう必要がある。

ここで述べたことは、血糖値が「事実《ファクト》=価値《ヴァリュー》」であることを示している。血糖値は、標準すなわち正常値との関係において重要となる。しかし、この**規範的《ノーマティブ》な事実**すなわち正常《ノーマル》な血糖値もまた、単に所与のものではない[2]。「私たち」が、強固な確実さを有した事実として知っている何かではないのだ。奇妙な話に聞こえるかもしれない。人間の血糖レベルの正常値などというありきたりものには、当然すでに明確な基準が確立されているはずだろう。でもそうではない。両極端は簡単だ——一五ミリモルパーリットルの血糖値は高すぎて、二ミリモルパーリットルでは低すぎる。興味深いことに、このような特定の事実=価値には選択の余地もほぼ残されていない。血糖値一五は危険すぎて、保護されなければ身体は深刻に苦しむことになる。そして血糖値二の人が選択肢について穏やかに考慮していたとしても、彼女の選択肢もすぐに消えてしまう。「とにかく、すぐ食べて!」。しかし、境界はどこにあるのだろうか。どこで正常ではなくなり、介入が始まるのか。

まず、低いほうの境界をみてみよう。血糖値(血漿グルコース値)が低くなりすぎるのは正確にはいつなのか。医学用語を使うなら、低血糖症はどこから始まるのか。オランダ語の教科書『糖尿病（*Diabetes Mellitus*）』には次のように書かれている。「糖尿病を患っていない人びとの血糖値は、食後の時間経過によって、三〜八ミリモルパーリットルのあいだで変化する。一般的に、糖尿病患者には、血中グルコース値三・五ミリモルパーリットルが低血糖症の基準として用いられる」（筆者の訳）[3]。引用文のなかで著者ティモン・ファン・ヘフテンは言及していないが、血糖値が三・五ミリモルパーリットル未満になると、眩暈や苛立ちをおぼえるようになる。別の引用に移ろう。エーディト・テル・ブラークの博士論文『インスリンに誘発された低血糖症とグルコースの拮抗調節反応』では、低血糖症のカットオフ値として別の値が言及されている。「血中グルコース値が三・九ミリモルパーリットル未満の場合が、低血糖症として定義されるだろう。健康な人においてグルコースの拮抗調節反応が始まるのが、この値だからである[4]」。

二つの数値は、別の国や異なる専門領域に由来するものではない。いずれもZ病院が示したものである。さらにファン・ヘフテンはテル・ブラークの研究を共同指導していた（謝辞でていねいに言及されている）。なのに、こうして数値が異なる。だからといって、一方の数値が正しくて他方が誤りだというわけではないし、論争が続いているというわけでもない。そうではなく、数値は調整可能なのだ。いずれの著者もこのことをよくわかっていて、強い主張は避けている。彼らは、「一般的に」や「〜だろう」という言葉で定義を調節している。これ以外にもやり方はあるし、特定のケースにおいては別の定義がふさわしいこともある。身体は、どの数字を使うべきかという指示を出さない。その数字が何のために使われるのか知らないからである。数字の使われ方は、実践に依拠している。したがって、（未来の）診察室の医師に向けた教科書は、三・五ミリモルパーリットルという低めの下限値を示している。このあたりで人びとは自らの低血糖を感じはじめるので、医師が患者の話を理解するためにはもっとも役立つ数値である。患者の身体感覚に合っているので、医師から患者に伝える情報としても適切である。あなたは徐々に、この時点になると何か食べたほうがいいと気づけるようになる。対照的に、博士論文は低血糖とグルコースの拮抗調節反応についての研究である。この文脈では、（糖尿病でない人の）拮抗調節反応が始まる血糖値である三・九ミリモルパーリットルが、より役に立つ最低値である。

ケアのロジックでは、血糖値の下限は、何をすべきかという決断に先立ってある所与の事実ではない。すなわち、ケアのプロセスにおいては、最初に事実をテーブルに並べて、それから価値を付与することによって、最終的に何をすべきか決断するのは不可能なのだ。[5] とはいえ、事実が私たちの望むように形作られるというわけではない。ケアのロジックが生みだす実践は、直線的に進まない。「思慮深い行為の道筋」とそれに関連する「規範的な事実」は、互いが互いを構築しあう。ケアの実践は弾性があり調整可能である。よいカットオフ値は、一般的なものではなく、特異的なものである。測定するのにどれくらいの労力が必要か。低血糖になりそうなことを自分で感知できるのか。まだ庭仕事や散歩をしたいのか。このような、自分が巻き込まれている実践に依拠している。正常な血糖値の上限についても、同様のことがいえる。前掲の教科書『糖尿病』によると、糖尿病でない人が通常達する血糖レベルの最高値は八ミリモルパーリットルである。しかしこの数値は、糖尿病のある人にとってはあまり有益ではない。患者は血糖値を外部から制御しなければならないので、「上限」は事実というよりはタスクである。患者は注射をしたり、食べたり、運動したりといった行為のバランスを取ることによって、この数値以下に血糖値を抑えなければならない。この血糖値は患者のために設定されるか、患者と医師が一緒にはじき出すもので、「目標値」と呼ばれる。

臨床疫学の研究によると、一〇ミリモルパーリットルを超える血糖値は避けたほうが賢明である。大方、この値未満で血糖値を維持できる人は、糖尿病の合併症（失明、アテローム性動脈硬化、神経障害など）を発現させるリスクが低い。だからといって、一〇ミリモルパーリットル未満にとどまることは、すべての人にとってつねによい目標値ではない。そもそも、このことは毎食前に注射できる速効型インスリンが導入されて、はじめて実現可能になった。患者が持続型インスリンを一日一回だけ注射していたころは、一〇ミリモルパーリットルを上限としこれを達成することは不可能だった。診断を受けたばかりの人や、人生の難しい時期を経験している人にとっても、一〇ミリモルパーリットルは高すぎることが多い。同様に、たまに一一という数値が出るだけで失敗したという感覚に打ちのめされてしまう人にとっても相応しくない。ケアのロジックでは、よい目標値は実践において達成可能な数値である。技術的に可能で、人びとの日常生活をそこまで損なわないものである。だからこそ、目標値は最初に単なる情報として手渡すことができないのだ。ケアのロジックにおいて適切な目標値を定めることは、治療の条件ではなく治療の一部である。行為に従事する前に設定するものではなく、行為しながら探しつづけるものである。(6)

手段か修正子か

選択のロジックは価値から事実を切り離そうとするが、ケアのロジックは両者にともに注意を向ける。でもそれだけではない。関連して、もう一つ特筆すべき違いがある。選択のロジックが陳列しようとする事実は、患者の身体の内部にある病気の表象である。ケアのロジックにとって重要な事実＝価値は、そもそも陳列することができない。事実＝価値は患者の人生に干渉する病気にかかわるものなので、三次元の客体（身体）ではなく歴史的なもの（人生）を参照する。したがって、一つの時間や場所に寄せ集めることができない。事実＝価値は、進行中の実践の一部をなしている。ケアの実践のみならず、仕事や学校、家族や友人、休日やその他人びとの人生にとって重要なものすべてにかかわる実践の一部である。事実＝価値は、人生に干渉するのと同じように、人生とともに立ち現れる。つまり、ケアのロジックにとって、知識を集めることは、現実《リアリティ》**の**地図を正確に示すことではなく、現実と**ともに**、あるいは現実の**なかで**生きるための、よりましな方法を作り上げるということである。真の臨床医は、たとえば膵臓と膵臓が作れなくなったホルモンについての関心を、病気とともにある人生についての関心に従わせる。病気とともにある生活は、すべての事実が集められてから始まるわけではない。事実＝価値を集めること自体が、そもそも人生への介入だからである。血を採る。機械に入れる。結果を読む。このような活動は糖尿病とともにある生活の一部であり、現在の治療実践によって形作られている。

選択のロジックでは、介入が始まるのはもっと後の段階になる。価値が比較され決断が下されてやっと、行為すること——すなわち治療を開始すること——が可能になる。治療にまつわる技術は「手段」だとされる。手段は目的に奉仕する。選択を行っている患者は、目的について決断しているというわけだ。そのうえで専門家は、目的に達するための最善の方法を見つけださなければならない。学術的な先行研究はその手段を提示している。臨床疫学は、治療の効果と有効性を探究する研究ツールとして臨床試験を開発してきた。しかし臨床疫学自体も、両義的なかたちで患者の選択に結びついている。実際に臨床試験は、医師が自由に使える「手段」についての知識を増やすためのツールとして提示されることもある。「目的」はどこか他の場所で設定されるものだというわけだ。しかしときに、臨床疫学は患者の選択を不必要なものとみなす。どの治療がより効果的で効率的かを臨床試験が示せば、さらなる決断をする必要はなくなるからだ。「臨床試験が最善だという治療を選べばいいじゃないか！」。しかし、こうした考え方の信奉者はとまどうことになる。なぜ専門家が従わないのか。最先端の臨床試験結果にそって対応することを拒否するのか。ここでは多くのことが起きているが、一点だけ指摘しておきたい。こうした問いかけが把握しそこねているのは、臨床試験で探究されるパラメータ、すなわち成功の基準は、患者や医師が到達したいと望んでいる目的に必ずしも一致しないということだ。複数の治療法があるとすれば、どの治療法がもっとも効果的かというのみならず、どの効果がもっとも望ましいのかを問わなければならない。どの治療法が、設定したパラメータにとってもっともインパクトがあるのかのみならず、どのパラメータを測定するのかを問わなければならない。慢性疾患において「健康」は手に入らないので、どのパラメータに沿うべきかは自明ではない。異なる治療法は、異なるパラメータを改善するだろう。あるいは、選択のロジックで使われる用語を用いると、すべての技術は同じ目的に資するものではないし、すべての目的はすべての当事者にとって等しく価値があるものではない。

「科学」はあらゆる問いに答えられるという単純すぎる信念に反して、選択のロジックは、医療における可能性が多数あることを強調する。これはもっともなことだ。しかし、選択のロジックもまた、手段と目的の関係を単純化する。「どこに行きたいのかを選びさえすれば、技術がそこに連れていってくれますよ」と示唆している。しかし診察室では、技術が従順な手段ではないことはすぐに明らかになる。技術が本来の目的に従属することはまれである[7]。一つのパラメータを改善するかわりに、過剰な、ときには予想外の効果が生じる。このことはあらゆる種類の介入に妥当する。たとえば、一見単純でローテクな無糖食をみてみよう。注射可能なインスリンが発明される前には、糖尿病のある人びととの食事からすべての糖質を取り除くという実験的な治療法があった。これにより、患者が亡くなるまでの時間が少し長くなった。インスリン注射が利用可能になると、そのような過激な食事療法はすたれていった。しかし、何十年ものあいだ、糖尿病のある人びとは砂糖を避けるように指導されつづけてきた。これは患者のグルコース摂取総量を制限し、砂糖を食べることによる急激な血糖値の上昇を防いだ。いずれの目的にも異論はない。しかし、手段についてはどうだろう。砂糖を避けることは不愉快なことだ。甘いものが好きな人は多い。さらにいうと、食事療法は糖尿病のある人びとを逸脱者として、まわりでアイスクリームやケーキを食べている人とは異なるものとして、知らしめてきた。甘い食べ物の無糖ヴァージョンが市場に出回るようになると、物事は容易になった。しかし、甘さは心地よいとしても、無糖アイスやケーキもやはり、糖尿病のある人びとを分離している。

砂糖を完全に避けなくてもよくなったとき、糖尿病のある人びとの多くが喜んだのにも不思議はない。毎食前に注射できる速効型インスリンの導入を一因として、食事療法は変化した。血糖レベルを一定に保つ努力はいまでも重要だが、自制は新しい魔法の言葉に置き換えらえた。「バランス」だ。人びとはエネルギー摂取量とインスリンの量と運動量のバランスを取らなければならなくなった。つまり、ケーキを食べてもいいけれど、その分のエネルギーを燃やさなければならない。散歩に行くなら、低血糖を避けるために何か甘いものを持っていく必要さえある。調整するための計算が、過酷な制限に取ってかわった。しかしここにもまた、予測していなかった問題が生じている。（インフォーマントによると）「昔」は、誕生日会があったとしたら、自分のために特別な無糖のお菓子が用意されていた。あなたは例外的な存在だった。今では、みんなと同じ食べ物を食べることができる。しかし同時に、みんなと同じようにふるまうことも期待されている。「ケーキをどうぞ」、とみんなが言う。「前は食べてたでしょ？　ケーキは食べていいんじゃないの？　こっちで一緒に食べましょう」。こういう状況を乗りきるのは容易ではない。「ノー」と言って断るのはつらいことだ。砂糖が完全に禁止されているという単純な話よりも、糖質バランスについての複雑な話のほうが難しい。無糖食は、「糖尿病のある人びと」と「糖尿病のない人びと」の境界をはっきりと可視化していた。今日、無糖ケーキはこの境界を示してくれない。糖尿病のある人びとが自分たちだけで境界を維持しなければならないのだ。

おせっかいな人びとから糖尿病のある人びとを守ることは、無糖食の目的には含まれていなかった。この効果は、食事療法が変化した後で、遡及的に現れたものである。技術にはいつも予期せぬ効果があり、誰も想像しなかったような痛みや喜びをもたらす。技術を研究する人類学者には興味深い知見かもしれないが、ケアのロジックにおいては、このことはタスクを意味する。このタスクと向き合うことが、善いケアの条件である。いかに「手段」が「目的」を台無しにするのかに目配りすること。技術の本来の作用だけでなく、想定外のことや、偶然起きてしまったことにも注意を払うこと。つまり善い専門家は、臨床試験の文献には見当たらないことだとしても、患者の経験に耳を傾け、語られたことに注意深く目を向ける必要がある。こうしたことは、臨床試験の文献に書かれはしない。予期せぬものは臨床試験のデザインには含まれない。測定されるパラメータは、臨床疫学研究プロジェクトの第一段階で提示される。したがって医師や看護師が介入による予期せぬ効果について知りたければ、すべての介入を新たな実験として扱わなければならない。なんどもなんども、生じうるすべてのことに注意を向けなければならない。[8]

技術は期待されていないことも行うが、それだけではない。期待そのものも変化させる。血糖値測定器がそうだ。小型化された機械が登場する以前、血糖値は三カ月に一度程度、朝食前の早朝に検査室で計測されていた。こうして測られた空腹時血糖値が一〇ミリモルパーリットル未満であれば、みんな喜んだ。血糖値がこれより高ければ、次の診察時に医師がインスリンの量を調整するだろう。数日間続けて検査室に通ったり、一日のうちに何回も戻ってくることもあった。しかし、入院していないかぎりは、それきりだ。ところが、持ち運びが可能な小型の血糖値測定器によって、ずっと頻繁に測定ができるようになった。患者は測定器を使って、日々の活動の合間に自分で血糖値を測ることができる。頻繁に測定することで、より精密にインスリン量を較正することができる。そしてこのことが、治療の目的を変えた。空腹時の血糖値が一〇ミリモルパーリットルであればよしとされていたのが、今や一〇ミリモルパーリットルは（多くの場合）一日を通した目標値とされる。[9]すなわち、この小さな機械は、自らが測ろうとする血液の値を変えた。手段として控えめにふるまうかわりに、測定器は自らの目的に干渉したのである。

血糖値測定器は自らの役目を変えてしまったが、これは単独でなされたわけではない。可能であれば一日中血糖値を一〇ミリモルパーリットル未満に留めるという厳密な制限は、他のことにも依拠している。速効型インスリン、厳密な制限が合併症を減らすことを示す臨床試験の結果、患者が自己管理する能力を信頼する医師、セルフケアに進んで多大な労力を払う患者、これを可能にする日常生活。これらすべてが共同で治療体制を変えていった。しかしこのこともまた、新しい問題を生みだしている。低血糖症の発生率が増加しているのだ。血糖値が平均的に低く保たれると、しばしば低くなりすぎてしまう。別段驚くことでもないが、厄介なことだ。興味深いのは、まさにこの問題の原因となった血糖値測定器が、解決策の一部でもあるということである。血糖値について疑いをもったなら、この小さな機械を使って、本当に何か食べたほうがいいのかチェックすることができる。気分が悪いのは、血糖値が一五ミリモルパーリットルから八ミリモルパーリットルに下がったばかりだからかもしれない。もしそうなら、何か食べるのは賢明ではない。しかし、血糖値が四ミリモルパーリットルまで下がっていたら、リンゴかサンドウィッチを食べたほうがいい。このように測定器は、使用を厭わなければ、たとえ気分が悪くても食べるべきでないことを警告してくれるし、低血糖症を避けるために食べたほうがいいときはそう促してくれる。こうして、道のりのどこかで、血糖値測定器は自らを変化させた。当初は高血糖値を避けるためのツールだったのが、今では血糖値が下がりすぎるのを防ぐためにも役立っている。(10)

選択のロジックにおいて、技術は道具である。トートロジーのように聞こえるかもしれない。もちろん、技術は道具だ。目的に対する手段であり、手段は効果的であればあるほどよい。だが、技術に予期せぬ効果があればどうだろう。技術が目的を超え、さらには自らが資するはずの目的自体を変えてしまったとしたら。技術は手に負えない。一度世に放たれると、多くの不安定な要素や布置と思いもよらない方法で干渉しあい、意図された以上に大きな変化をもたらし、究極的には自らをも変えてしまう。技術は謙虚な手段ではなく独創的な仲介者である。ケアのロジックはこれに波長を合わせる。物は人と同じくらい予測不可能だと想定し、技術を「単なる」道具とはみなさない。そうではなく、善いケアには、技術を手なずけるためのしぶとい努力が求められる——その一方で、技術も同様にしぶとく野性的でありつづける。ツールから目を離さず、自らのニーズに合うようツールを調整するか、自らのニーズをツールに合わせる。技術は、私たちがしてほしいことに従わず、私たちが何者であるのかに干渉してくる。

計算か調和か

選択のロジックでは、流動性のすべてが、選択がなされる瞬間に位置づけられている。その瞬間に事実が与えられ、ありうる行為の道筋が示される。しかしこの時点では、さまざまな価値がどのように巻き込まれ、合わさっていくのかについては、まだ具体化していない。どうするべきか。これかあれか、AかBか。それが問われる。ケアのロジックでは、流動性と堅牢性の分配のされ方が異なる。両者はそう簡単には分離されえない。診察室で何が起きているのか、もう一度みてみよう。ときにこの問いは、複数の選択肢の利点と欠点を比較することとして説明される。ディルク・ゲバルトさんは三二歳で、小さな会社を経営している。会社の取締役であるのみならず、クライアントと会うために車で移動もする。運転中に低血糖になることはもっとも避けたいことだ（事故を起こしたくないし、危険運転で警察に捕まって免許証を取りあげられたくもない）。そこで、低血糖を避けるために、十分に食べて、インスリン注射をしすぎないように気をつけている。しかし、この方法では血糖値をかなり高めに維持することになるので、理想的ではない。合併症を発現させるリスクも高くなる。長期的な問題を避けるために目標値を下げるとすれば、仕事をあきらめなければならないだろう。でも彼は自分の仕事を誇りに思っているし、彼と従業員たちの収入もかかっている。どうするべきか。ゲバルトさんが路上で危険を与えないように血糖値を高めに維持するとすれば、自身を危険にさらすことになる。しかし将来の視力を優先すれば、会社を失う。このような難問に対処するさい、臨床での典型的なやり方は妥協点を探すことだが、妥協点をひねり出すのは大変なことだ。だとすると、選択がなされなければならない。

診察室において、医師と患者はしばしば何にもっとも価値を置くべきかについて話す。あるいは患者はジレンマを抱えて家に帰り、じっくり考えたり「大切な人」と話し合ったりする。とはいえ、「何をするのが一番いいのか」ではなく「何がされうるのか」がもっとも差し迫った問いになることのほうが多い。実践において何が達成されうるのか。意志や欲望には大いに価値があるとしても、決断を下すためにはほとんど役に立たない。ゲバルトさんの場合、もし他に収入を得る手段がない国に住んでいたとしたら、選択肢もないということになる。対応が求められる実践的な詳細は、さまざまな形態をとりうる。糖尿病だと告げられたばかりのゾーマーさんの事例に戻ってみよう。その後一カ月のあいだ、彼はこの病気とともに生きることに徐々に慣れてきた。インスリン注射のやり方を学び、食習慣を調整した。ここにきて医師は、厳密な制限によって合併症が発現するリスクが下がるという研究について説明する。「よかったら考えてみてください」、と彼女は言う。そして厳密な制限というのは、血糖値を定期的に自分で測ることだと付け加える。ゾーマーさんが記録をつけて次の診察時に持参すれば、彼女（医師）は、より正確に、少し多めのインスリンを処方することができる。まずは一週間に一度、平日に五回の測定から始めてはどうだろう。「どう思いますか？」。ゾーマーさんは考えている。そして、うなづく。なかなかいいアイデアのように思えたのだ。もちろん、近い将来、視力や動脈をよりよく保っていたいし、神経障害は避けたい。もろもろのことを考慮すると、血糖値を測る労力を費やす価値はあるだろう。

ここまでの状況は、選択のロジックのなかにうまく収まる。医師の対応も適切だ。患者にきちんと情報を提供し、決断は任せる。ところがどうしたことか、次の診察時、測定記録がつけてあるはずの手帳には、数字がほとんど書かれていない。何が起きているのだろうか。選択のロジックを用いると、ゾーマーさんは本当のところ厳密な制限を望んでいないと解釈できる。測定しつづけることの欠点に気づいて、別の結論に達したのかもしれない。あるいは、何らかの理由で気が変わったのかもしれない。いずれにしても、ゾーマーさんが測定したくないのなら、止めればいい。彼自身の選んだことだ。一方、ケアのロジックにおいては、これはほとんど意味をなさない。善いヘルスケアの専門家なら、ゾーマーさんが家に帰って気が変わったのではなく、測定を**行う**ことが難しすぎたのだと考える。診察室では問題なく思えたのに、日常生活で行うのは大変だった。そういうことはよくある。しかし、つまずいているからといって、結論を下す時だとは限らない。ゾーマーさんは今もう一度来院し、椅子に座って医師と向き合っている。彼は、できることなら、もう一度厳密な制限に挑戦してみたいと思っている。そしてケアは続く。理想的な医師は慰めることからはじめる。「がっかりしましたよね、ゾーマーさん。思っていたより難しかったんですよね」。説教は役に立たないのみならず、罪悪感を植えつけるのは逆効果なので避けなければならない。罪を犯した人に必要なのは罰であり、ケアではない。罪悪感を覚えながら、自己をケアする活動に取り組むことなどできるだろうか。

精神的なサポートは、セルフケアを促進するための最初に必要なステップだ。しかしそれだけでは十分ではない。次のステップは、ゾーマーさんが血糖値を測るときに直面する実践の詳細を解きほぐすことである。ゾーマーさんが次に成功するチャンスを増やすために、何かを少し変えることはできないだろうか。測定スキルが足りないのだとしたら、糖尿病担当の看護師がもう一度一緒に確認することもできるだろう。指に刺して、テストストリップを持って、血をつけたストリップを測定器にセットして、結果を読んで、手帳に書き込む。予行練習をしてみれば、ゾーマーさんが自分に合わない装置を使っていることに、看護師が気づくかもしれない。テストストリップの容器のねじぶたを外すのが難しいのかもしれないし、結果を表示するディスプレイが小さすぎるかもしれないし、機械が大きすぎて運びづらいのかもしれない。こういう問題があったのなら、看護師は別の測定器を貸すことができる。「こっちのほうが使いやすいですか?」。そしていろいろと質問する。

「難しく感じるところはどこですか?」。問題は、ゾーマーさんの仕事にあるのかもしれない。その通りだ。彼は道路工事の仕事をしているので、一日五回採血するのは不可能だ。ゾーマーさんは同僚たちの見ている前で採血するのを好まないが、多少なりともプライバシーがある場所は、ずいぶん歩いたところにある移動トイレのみで、そこは汚い。さらには、トイレになんども通っていると、仕事をさぼっていると非難されてしまう。採血は無理なのだ。

「したくないこと」と「できないこと」を区別するのは、しばしばとても難しい。診察室での患者と専門家は、願望と可能性を切り離すために多くの時間を費やすことはせず、両者をまとめて話す。日々の込み入った実践について、その技術的な詳細だけでなく感情的な詳細について話し合う。どうやってこなしていくのか。自分にとって大事なことを大きく損ねずに、どうやって治療を日常生活に取り入れるのか。ゾーマーさんにとって重要なのは、「測定する」か「測定しない」かの選択ではなく、どうやって測定するのかを見極めることだ。どう取り組むのか。一日五回の測定ではなく、一週間のうち五日にわたって一日一回の測定を試してみてはどうか、と看護師が提案する。「それでどうでしょう?」。技術、日々の習慣、スキルや性向がすべてなんとかお互いに調整されなければならない。これがケアのロジックの核心である。あらゆるものをすべて調和させることが重要だ。完全に固定されたものや完全に流動的なものはない。技術、習慣、希望、患者の生活のすべてを調整することになるかもしれない。そして、患者であるあなた自身も。講習会に参加すれば、低血糖の始まりをどのように感知すればいいのか教えてもらえるだろう(糖尿病によって感覚がむしばまれていなければ）。セラピーは、血液への恐怖をなくすのを手伝ってくれるだろう。あるいは、変わるべきなのは医師かもしれない。厳しすぎたり甘すぎたり、速すぎたり遅すぎたりするのかもしれない。ビデオ撮影された診察をもとに、コミュニケーションの専門家がフィードバックを提供できるかもしれない。「ほら、ここなんか、典型的ですね。こういう場面で、もう少し時間をとって患者さんの話を聞いたほうがいいかもしれません。話しすぎたらだめですよ」。

選択のロジックでは、選択の瞬間に流動性が最大化するが、ケアのロジックはそうではない。あなたは多くを望むかもしれないが、現実は必ずしもそうはいかない。低い血糖値を選んだとしても、突然、予期せずに、血糖値は上がる。血糖値を厳密にコントロールしながら車を運転することを決めたとして、どれだけ避けようとしても、低血糖は生じてしまうかもしれない。測定値を記録したいと本当に思ったとしても、やっぱりできないかもしれない。生活にはこうした粘り気がある。習慣、まわりの人びと、物理的条件は、望みどおりにならない。あなたの好き放題に操ることはできない。いずれにしても、そもそも誰も糖尿病にかかりたくはない。でもかかってしまう。したがって、ケアのロジックにおいて、事実と技術は選択のロジックが想定するよりも流動的だが、意志や希望はより不自由で流動性が少ない。コントロールは売りに出されていない。世界は適合・調整できるとはいえ、それには限界がある。変えられうるものは限られているが、こうした限界は最初から明確なわけではない。何がうまくいって、何が失敗するのか、予想するのは難しい。だからケアのロジックは、慎重に実験することを私たちに要求する。試してみて、何が起きるかに注意して、

あれやこれやを調整して、また試してみる。(11)

選択のロジックにおける善い決断は、さまざまな行為の道筋がもたらす利益と不利益のバランスをうまくとることにかかっている。ここでの「バランス」は、会計をモデルにしている。会計におけるバランスには、貸方と借方がある。医療的介入における利益と不利益を数量化することは金額を合計するより難しいが、このモデルは驚くほど似たやり方で使われている。決断することが、まるで計算することかのようにみなされている。利点と欠点、この側面とあの側面。でもケアのロジックでは違う。「バランス」はここでも大事だが、利益と不利益を足したり引いたりするということではない。足し引きするには固定された変数が必要だが、ケアのロジックにおいては固定的な変数はない。すべての変数は、ある程度は変化する。求められる「バランス」は、粘り気のある変数を互いに調和させながら、能動的に作り上げられるものである。会計のバランスシートよりは、綱渡りをする曲芸師やダンサーが身体のバランスをとることに近い。そしてやっとすべてが合致したとしても、あらゆる要素がうまく調和できたとしても、またばらばらになってしまうかもしれない。指の感覚がなくなる。視力が悪化する。年老いた両親を介護しなければならない。パートナーとうまくいかなくなる。仕事を干される。タイムゾーンをいくつも超えて飛行機で長距離を移動したくなる。どうやったらうまくいくだろう。選択のロジックでは、選ぶことは特定の瞬間に閉じ込められている。それは特権的な瞬間で、難しいかもしれないが、限りがある。対照的にケアのロジックによると、人生における数多くの粘り気のある変数を互いに調和させることは、継続的なプロセスである。そのプロセスはずっと続いていく――あなたが死ぬ日まで。

医師《ドクター》を管理するのか、ともに手直し《ドクタリング》するのか

選択のロジックにおける時間は直線的である。鍵となる瞬間、選択がなされる瞬間は、一連の流れに位置づけられている。（中立的な）事実→（価値を伴った）選択→（技術的な）行為。行為が終わると、結果論として、評価することが可能になる。ケアのロジックではそうはいかない。時間はねじれたり曲がったりする。すべての事実＝価値が並べられる重要な瞬間はない。いろいろな問題が出てくるし、問題に取り組んでいる最中に新しい問題が生じる。治療を始めるまえに治療の目標を定めることは単純に不可能で、目標設定は治療の一部である。予期していなかったことが起きた時、他のすべてのことと統合しなければならない。したがって、ケアのロジックでは、出来事のあいだに矢印を置き、直線的な順序を示すことには意味がない。たとえば自己測定は、厳密な制限を導入するための条件なのか。それともその結果なのか。行為が終了するまで評価を待つ意味はあるだろうか。治療を微調整して改善するためには、もっと早い時期から評価しはじめるほうが理にかなっている。糖尿病と生きる時間は、少しずつ徐々に進んでいくものではない。あなたには過去の痕跡が深く刻まれている一方で、未来はすでに現在でもある。あなたは未来を操ろうとする。厳密な制限に取り組むことで、今の気分はよくならない。糖尿病の合併症を遅らせようとして取り組

むのである。ケアのロジックは時間軸にそって展開するのではなく、時間を畳み込む。

選択のロジックにおける直線的な時間軸では、議論の前提と議論すべき内容のあいだに明確な差異がある。知識や技術は前提である。年月をかけて変化していくとしても、今ここで行われる選択の瞬間には固定されている。知識と技術があってこそ、そもそも選択が可能になる。しかし、それらは議論の枠外にあるので、その是非を論じることはできない。知識と技術は所与であり、手に入る選択肢を形作ることで、議論そのものを形作っている。集める価値があるのはどのような情報なのか、あるいは作りだす価値があるのはどんな技術なのかという問いは、診察室における患者の選択には関係ないとされている。これらは事前にどこか別の場所で決められている。知識を生みだすためにどのような方法が使われたのか。どのように問題が設定されたのか。どのような技術が作られたのか。なぜ他でもなくそれらが選ばれたのか。こうした問いかけはすべて的外れだ。今ここで行われる選択のみが強調される。私たちはなぜ今ここにいて、別の状況ではなくこの状況に置かれているのかという問いは、適切ではない。こうした状況下で選択することは、それだけでも難しいことだ。

あまりにも難しいので、多くの患者が専門家に代わりに選択してほしいと思うのも無理はない。「先生、どう思いますか?」。「先生ならどうしますか? 先生のお父さん、お母さん、パートナー、お子さんがこの状況に置かれていたら、どのようにアドバイスしますか?」。選択のロジックによると、こうした質問に答えるのもときには親切かもしれないが、専門的な職務ではない。専門家は情報を十分に与えて、患者が選んだ介入を適切に実施するべきだ。専門家は知識豊富で、正確で、高いスキルを持っていなければならない。専門家は大量の情報を処理し有能に仕事をするが、方向性を決定するのは患者である。患者が管理し、医師が実施する。しかしケアのロジックでは、管理と実施を区別するのは不可能である。変数を相互に調和させることは、事実を確立することでもある。両者はともに、何をすべきかを探究するただなかにある。技術を使う場合には、特定の状況に合わせた調整が必要になる。ケアとは、知識と技術を実行に移すことでなく、実験することである。ケアにまつわる仕事について語るために、私は侮蔑的な含意が付与されてしまった用語を復活させたいと思う。**手直しする**《ドクタリング》〔治療・改造・改竄する〕という言葉だ。ケアのロジックにおいて、ケアに従事することは、手直しするということだ。手直しにも、豊富な知識や正確さや高度なスキルが求められる。しかしそれだけではなく、注意を向けること、創作すること、許すことや粘り強さが含まれている。

手直しは、医師《ドクター》だけがするものではない。ケアを行うチーム全体がかかわっている。もう一度ゾーマーさんのケースをみてみよう。医師が厳密な制限を試してみる可能性に言及する。看護師は一日ではなく五日に分けて測定を行ってはどうかと提案する。そのために、彼女はゾーマーさんの手帳の印刷されたページに変更を加える。新しい方法で記録しても見やすくするためだ。ゾーマーさん自身は、血糖値の計測を試みる。もし成功しなければ、また診察室に戻って改めて話し合う。手直しにさいして重要なのは、誰が責任者なのかということではなく、さまざまな活動同士がうまく調和しあっているかということである。すべての人びとや物事は協調しているのか、それとも緊張や衝突があるのか。看護師は、患者が日常生活で直面している困難について理解するために、もっと時間をかけて話を聞くべきかもしれない。患者の経験に注意を向けることで、医師は自分の活動をよりよく微調整することができる。改善の余地はつねにある。理想化された実践ですら、理想ではない。大事なのはいろいろ試してみることで、すでになされたことを進んで振り返ってみることだ。失敗は常に起きる。もう一度やってみて、調整して、改善する。あるいは、その時がきたら、手放す。

手直しという作業を共有するチームは、専門知識を民主化するための興味深いモデルとなる。従来、専門知識の民主化は、何らかの方式で民衆・人びとに専門家を支配させることとして提示されてきた。まるで外部から、あるいは上から支配できるかのように[12]。まずは民主的に統治された国家が、専門家をコントロールするよう求められた。今日、選択のロジックにもとづいて、患者が個人としてそれを行うように仕向けられている。患者は専門家を檻の中に押し戻し、専門家は檻の中で事実を学び装置を扱っていればいい。同時に、価値判断を含む重要な決断については、患者自身が下さなければならない。すなわち、選択のロジックにおいては、患者が医師を管理するよう求められている。一方、ケアのロジックは、専門家集団による知識の独占を打破するために、別のやり方を示している。なんとかして、手直しを共有しよう。一緒に実験して、経験して、いじくってみよう——それも実践的に。これはまったく容易なことではない。手直しを共有するには、参加者全員がお互いの貢献を真剣に受け止めながら、同時に身体や機械や食品や他の物事が行っていることに調和させなければならない。お互いの経験を尊敬しながら、創造的に注意深く実験に参与しなければならない。それぞれの強みと限界を考慮しながら、すべての変動する変数を調和させなければならない。自分たちをも含めてなんであれ、変化させなければならない。手直しを共有するときは、何事も当然視したり所与とすることはできず、病気とともに生きるやり方を改善するために何ができるのかを探究しなければならない。そして忘れてはならないのは、失敗を避けることはできないし、私たちに保障されているのは死のみということだ。

第五章　個人と集団

ここまで本書では、患者個々人を取り上げて、「選択」と「ケア」が個人を取りまく状況をどのように形作っていくのかを語ってきた。しかし、人は一人で生きているのではなく、集団を形成する。本章では、ヘルスケアの文脈における「個人」と「集団」の関連性を考察する。集団とは、個人の数を合計したものなのか、それとも個人を理解するためには、まずは個人が属する――さまざまな――集団について学ぶべきなのか。公衆衛生を改善するには、個人に行動を改めさせるべきなのか、集団の生活環境に干渉するべきなのか。これらの問いに対して、選択のロジックとケアのロジックは別々の答えを持っている。そのことを示すために、再びオランダにおける糖尿病のある生活についてみていこう。とはいえ、「公衆衛生」の改善には病気の予防が含まれ、現時点では一型糖尿病の予防法は誰にもわからない。そのため、以下では射程を広げて、二型糖尿病とその予防についても論じていく。

選択のロジックは、人はそもそもバラバラの個人であり、それが集まって集団を形成すると想定する。つまり、個人は全体を作り上げるための積み木というわけだ。積み木にはいろいろな名前がついている。選択のロジックの市場版では「消費者」と呼ばれる。消費者には需要があり、それが市場で合わさって全体としての需要になる。リベラルで民主的な社会を形作る選択のロジックの市民版においては、積み木は「市民」と呼ばれる。市民は選挙することで影響力を行使できる。投票数が合計されて、多数派が勝つ。いずれのシステムにおいても、加算は完全に直線的ではない。たとえば市場においては、少数派の需要は少なすぎて数えるまでもないとされる。需要に応えても利益がでないからだ。リベラル・デモクラシーにおいては、少数派の市民は人口数以上に考慮されることもある。数のうえで負けた人びとが必ずしもわきに追いやられるわけではない。善い政府は「少数派の利害」を考慮する。しかし、加算が完全に直線的ではないとしても、個人を足していくことで集団が形成されることには変わりない。

ヘルスケアの文脈においても、個人から集団へ移動していくために加算が使われることがある。個人に重きをおくリベラルな公衆衛生の取り組みがそうだ。ここでは、需要や票数を足すのではなく、パラメータを統合することで集団が作られる。これを可能にするために、疫学と統計学のツールが用いられる。健康と病気についての身体的な指標（パラメータ）が計測され、人びとが従事する（二、三種類の）活動と相関づけられる。こうして、特定の活動と特定の健康や病気の指標との相関が作られる。それから、健康を増進するようにみえる活動に従事し、病気と相関するものはすべて自制するように、みんなが勧められる。たとえば、適量を食べるように（フルーツや野菜も忘れずに！）、そして十分に運動（スポーツやサイクリングや水泳やウォーキング）をするように言われる。すべての個々人が、研究が明らかにした理想に即したライフスタイルを受け入れれば、集団の健康も改善するだろうというわけだ。公衆衛生の名の下に、私たちは「健康的なライフスタイルを選ぶ」よう求められている。

この文脈において、「選択」の性質が変化していることに注意してほしい。前章までは、「選択」は理想とされていた。患者は自分自身で選択することが認められる**べき**だし、専門家は価値判断を患者に任せ**なければならない**。「べき」や「なければならない」という言葉が示すように、物事がいつもこのように進むわけではない。「選択」は規範的なプロジェクトとして枠づけられてきた。選択するという可能性を患者に与えることはよいことなので、実践すべきだとされてきた。しかし、公衆衛生キャンペーンが「健康的なライフスタイルを選ぶ」よう勧める場面では、別のことが起きている。突如として、私たちの生き方が、すでに自分自身の選択の結果であると想定されるのである。「健康的な生活を送ることを邪魔する人なんていないでしょ?」。多大な労力を払うことによって実現されるかもしれない理想であった選択が、突然まぎれもない事実になっている。選択は、人びとが行っていることだというのだ。しかし驚くべきなのは、人びとがとても奇妙で愚かな選択をするということだ。なぜこれほど多くの人びとが食べ過ぎて、ほとんど運動しないのか。煙草を吸うことを選択する人びとまでいる。公衆衛生キャンペーンは、一人一人が個人として正しい行いを選べば、それを加算していくことで健康な集団が作れるかもしれないという理由で、私たちによりよい選択を勧める。

本章では、上記のことがケアのロジックにおいてはあまり意味をなさないことを示していく。ケアのロジックは個人からではなく、集団から始まるからである。それも、さまざまな集団から。診察室を訪れる患者は家族の一員であり、同僚がいて、特定の町に住んでいる。個人として必要なケアを提供できるように、所属する集団から患者を十分に切り離すのは大変な作業だろう。同時に、提供されうるケアや、個人にとってよいとされるケアを枠づける集団も存在する。診断による集団、遺伝上の親族、習慣や過去や食事を共有する人びと——これらすべてが重要になるだろう。しかし、本当に大事なのはどれだろうか。ケアに関連する集団の性質は所与ではなく、なんとかして作り上げられるものである。この文脈でも疫学が再び登場するが、その使われ方は異なる。どの集団がひとまとまりに分類されるべきか。さまざまな集団の生活環境が病気になる度合いと相関づけられるなかで探究すべきなのは、個人の行動を道徳で律するのではなく、集団の生活を改善させるためのケアである。

この差はとても大きい。選択のロジックでは所与の個人が足し算されて集団を形成し、反対方向には割り算が使われる。集団にとって価値のあるものが、集団を形成する個人にとっても適切とされる。すなわち個人と集団は推移的な関係に位置づけられている。対照的にケアのロジックでは、さまざまに分類された集団が切り分けられて個人のなかに織り込まれる。集団から個人への移行は具体化していく動きである。集団のほうもまた、個人を足し算してできるのではなく、グループのあいだに役に立つ差異を作りだすことで立ち現れる。これを把握するのは難しい。以下では、この枠組みを一歩ずつ示していこう。ヘルスケアの実践において、「集団」と「個人」はどのように作られているのか。この問いに答えるために、またいくつかの物語をお聞かせしよう。

所与の個人か、ていねいな個人化か

診察室にいる患者と医師の写真は、二人の個人が会っているように見えるかもしれない。二人は、机をはさんで両側に座っている。選択のロジックなら、「医師はパターナリスティックか」あるいは「患者は選択できるか」を問題にするだろう。その場合、登場人物は二人しかいないと想定されている。しかし、診察室の隅にある椅子に座って会話に耳を傾けてみると、別のことが起きているのに気づく。そこに見えている二人は、単独では行為しない。二人には他の多くの人びとが結びついている。医師の背後には、診察の予約を受けた事務の人、助言したり批判的なコメントをくれる同僚、教師や学会の発表者がいるし、廊下の先には同じ時間帯に外来対応をしている糖尿病担当の看護師がいる（このあと同日に「糖尿病カンファレンス」が予定されている）。しかし本章の文脈で、もっとも注目するのは医師ではない。患者の隠された同伴者はどこにいるのだろう。診察しながら医師は尋ねる。「ご家族に糖尿病の方はいますか?」。この質問によって、患者の家族が登場する。ただし、義理の家族は関係ない。質問は、患者が遺伝子プールを共有する血縁者に限られている。遺伝子学によると、個人は固有の遺伝子セットを受け継ぐが、そこに最初にあるのは遺伝子プールである。プールは個人に先行する。[1] これは一般的な知識であり、患者もしばしば自分から、身体的特徴を共有している身内について話す。「高血圧については気にしないでください、先生。父もそうだったんです。血圧を下げるのは無理でした」。近代的な医師にとって、患者の「遺伝的負荷」はひと安心する理由にはならず、むしろ難問となる。以前の薬が効かなかったとしても、新しい薬が見つかるだろうか。見つかるかもしれないし、見つからないかもしれない。いずれにしても高血圧は、不在の父を不都合な現実として登場させた。

　患者が家族の一員であるということは、診断に役立つ。家族のなかで糖尿病の遺伝子がすでに姿を現していたとすれば、その人もまたこの病気になる可能性が増す。治療のためにも家族は重要である。この場合は義理の家族も含まれる。遺伝子の共有ではなく、習慣の共有が重要になるからだ。しかし、糖尿病の治療にとって、家族の習慣がつねに役立つわけではない。むしろ邪魔になることもある。二型糖尿病のあるリース・ヘンストラの状況をみてみよう。彼女の家庭医は、しばらくの間、体重を減らすように勧めていた。しかし、インタヴューで彼女は言う。「いろいろなダイエットを試してみましたが、すごく難しいんです。一度四〇キロやせたことがありますが、すぐ元に戻りました。食べる量を減らせばいいのですが、できません。うちは家族みんな食べるのが好きなんです。もちろん私も。子どものころからずっとそうです。食べ続けてしまいます」。家族の習慣は、あなたが登場する前からそこにある――先行する遺伝子のように。家族の習慣が今のあなたを形作っている。これは、あなたが属している他の集団の伝統にもいえることだ。ティアド・ファン・エーデンは営業マンだ。「いや、本当に無理なんですよ」、と彼は言う。「ダイエットはできません。クライアントをレストランに連れて行くことも私の仕事です。コース料理を飛ばすわけにはいきません」。一緒にいる人にそぐわないような、奇妙な行動をとるのは難しい。しかし、ケアのロジックはまさにこれを要求してくる。自分自身をケアするために、逸脱しなければならないこともある。デザートが運ばれたとき、「すみません、私の分は結構です」と言わなければならない。

集団から自分自身を切り離すことは、あなたらしい個人になるということではない。「本当の私」のための場所を作ることとは無関係だ。[2] 食べ物が好きな家族のなかで生まれ育ったのなら、心の底から食べることが好きなのが「本当のあなた」だ。子どものころからずっとそうだった。そして、食卓が打ち合わせの場でもあるならば、素晴らしい接待役を最後まで演じなければならないだろう。つまり、あなたは自分以外の誰かになることを学ばなければならない。そのような「個人化」は簡単ではない。慣れ親しんだものを手放して、別ものになる。でも、どうやって？　やっかいなことの一つは、逸脱者として徴づけされることは居心地のいいものではないということだ。ルード・スティーヴンスはインタヴューでこう話している。

少し前に、友達の一人が結婚したんです。ちょうど退院してすぐでした。当時は、ランチで温かい食事をとって、夕方にパンを少し食べるのが習慣でした。友達にこのことを話したら、「問題ないよ」と言うんです。「ちゃんとパンを用意しておくから、心配しないで」。それでみんなで座っているときに、私のパンが乗ったお皿を持ったウエイターが部屋に入ってきて「糖尿病の方はどちらですか？」と言うものですから、みんな私だってわかったんですよ。それでもう、絶対にやめてほしいと言いました。みんなと同じでいいから、って。

みんなのなかに混ざることは、公に逸脱者だと徴づけられるより気分がいい。幸いなことに、差異と類似を組み合わせるための実践的な様式がある。ジルストさんが説明するように、ビュッフェはディナーよりもずっと簡単だ。ビュッフェなら、適切な量を賢くとることができる。誰にも特別なことをしていると思われない。「息子の結婚式がビュッフェ形式で、とてもうれしかったです。でも始まるのが遅かったから、一時間前にサンドウィッチを頼みました」。

何が差異化されて、何が結びつけられるのかは、日常生活の技術的な詳細に依拠している。ケアのロジックが求める個人化は、物質的でありながら感情的なタスクでもある。家族の食事がそうだ。レグタースさんのインタヴューをみてみよう。「あの人たち、一般の人たちは、砂糖が他のものより〔糖尿病のある人の〕体に悪いと思っています。でもそうじゃない。私にとっては、脂肪のほうがずっと悪い。そうなんです。だから、コーヒーにスキムミルクを入れます。代用バターを使います。妻もそうです」。ここで、奥さんが少しきつめに口をはさむ。「いえ、私は違います。私はぜんぜん好きじゃないんです」。レグタースさんはなだめるように続ける。「パンに塗るのは別だよ。あのタイプのバターは料理用だよね」。オランダの冷たい食事《コールド・ミール》（一日に二回）の伝統では、家で食べる場合、パンはバスケットに入れて出される。みんなでテーブルにつくものの、各自が自分でパンにバターを塗る（そのうえに、チーズを乗せたりチョコを振りかけたりする）。夫は動脈を守るために低脂肪の多価不飽和マーガリンを使うが、妻はパンに全乳《フルクリーム》バターを塗りつける。それが好きだからだ。しかし、一日一回の温かい食事を作るときは、肉は一度にフライパンで焼いたほうがずっと楽だ。妻が料理をする。そして彼女は寛大なので、夫のためにダイエット用の「代用バター」を使って肉を焼く。夫の動脈に悪いものは食べさせないし、夫を逸脱者として孤立させることもない。そうではなく、彼女自身を合わせるのだ。

一緒に、別々に、または両方を少しずつ——できることをしていく。しかし、人びとが切り離されたくないと願う集団もある。サンダースさんの例をみてみよう。彼女の夫は認知症で、日に日に悪化している。以前は絶対になかったことだが、いまでは妻を罵ったり、叩くことさえある。だからサンダースさんは、糖尿病のチェックのために病院に行くことをうれしく思っている。その間、夫の世話をする訪問看護師が自宅に来てくれるので、サンダースさんは休憩できるからだ。それでもサンダースさんは、できるかぎり夫を家に置いておこうと決めている。夫の状態は非常に深刻なので、ナーシングホームに入所させることは難しくない。彼は、しばしば抑えきれないほど激しく怒る。サンダースさんにはあざがあり、ぐっすり眠れる夜はあまりなく、(医師が勧めている)週に二回の運動教室にも参加できない。でも、彼女は言う。「これまでずっと一緒に乗り越えてきたことを考えたら、あの人を見捨てるなんてできません」。結婚の絆がどれだけ困難なものになったか、そのせいで彼女自身と彼女の健康がどれほど侵されているのか、サンダースさんは明確に指摘することができる。それでも彼女は、しがらみから解き放たれることを望んでいない。それは裏切りのように感じられるからだ。

選択のロジックは、私たちが自律した個人であると想定する。ケアのロジックは、一番身近につながっている人びとに同調する。そうした関係のなかには、変えられないものもあるが、変えられるものもある。しかし、糖尿病のある身体をケアするために、家族や友人や同僚から自分自身をある程度切り離せたとしても、すべての結びつきを切ることは決してない。さらには、新しい絡み合いも生じる。会ったことがあろうとなかろうと、糖尿病のある人びととの絡み合いが含まれるだろう。あるインフォーマントは、次のように説明する。「最近になって、テレビで戦争や難民についで目にすると、糖尿病のある人のインスリンはどうしてるんだろう? どこで入手して、冷蔵保存してるんだろう? って思うようになったんです」。ケアチームのメンバーとの絡み合いもある。ある患者がデザートを断るとき――「いいえ、私は結構です」――栄養士や看護師のサポートを感じるかもしれない――「よくやりましたね!」。そして、レグタースさんはインタヴュー中に夫と口げんかしたとしても、適切な油を使って夫の肉を調理する。一緒に散歩に行ってしばらくしたら、「何か食べなくていいの？」と言ってくれる友人がいる。まったく一人で行為する人はいない。あなたのパンを焼いてくれるのは誰？　ゴミ袋を回収してくれるのは誰？　新聞を書いてくれるのは誰？　選択のロジックは、自由でいたいと願う個人にかかわっている。ケアのロジックが描く個人は、一人にされると死んでしまう。自ら行為するという能力そのものを、他者に負っているのだ。(3)

同類を集めるのか、カテゴリーを作るのか

個人は集団に属する。しかし、誰が、誰と、集団を形成するのか。選択のロジックでは、私たちは似た者同士でかたまっている。市場においては、どの消費者も消費者であるという点では同じである。市民的な事柄においては、すべての市民は同様に扱われるべきである。個人を重視した公衆衛生キャンペーンが語りかける人びとも、同類とみなされている。すべての人に「ライフスタイル」があり、よりよい「ライフスタイル」を選ぶと想定されている。選択のロジックにおいては、**何**を選ぶのかという点で私たちはユニークかもしれないが、**選ぶということ**自体は変わらない。選ぶことは、従来のヒエラルキカルなシステムに対する勝利であり、善いこととして賞賛されている。選ぶことは、従来のヒエラルキーにおいて、「差異」は序列を示していた。ケアのロジックにおいて、私たちは同類ではない。しかし、私たちのあいだの差異は、ヒエラルキーとはほとんど関係ない。ある人びと（専門家）が他の人びと（患者）を下位の存在として扱うことは認められていな

い。ケアのロジックにおいて重要なのは、人びとのあいだの水平的な差異である。ここでいう差異とは、ニーズが異なるということであり、さらにいえばケアに対するニーズが異なるということである。しかし、人びとのあいだのケアに関する差異は、どのように組み立てられるのだろうか。

本書で私は、「糖尿病のある人びと」について語っている。これはよい用語だろうか。人びとを集団としてまとめるための思慮深い方法だろうか。ケアのロジックにおいては、このような問いに対する一般的な答えはない。文脈によるからだ。私が仕事ぶりを観察してきた糖尿病担当の看護師は、とても多様な「糖尿病のある人びと」をケアしている。「糖尿病のある人びと」が必要とする看護ケアは、外部との関係において自らの血糖値のバランスをとるというタスクに向けられているので、その専門をこの枠組みで捉えることは妥当だろう。しかし、別の文脈では、同じ分類はあまりうまくいかない。予防実践を構築するさいには、糖尿病のなかに「一型」と「二型」の区分が作られる。一型糖尿病の予防法については誰も知らないが、二型糖尿病についてはさまざまな提言があるからだ。また別の文脈では、「糖尿病のある人びと」というカテゴリーを分断するのではなく、別の（診断）群とまとめるほうが理にかなっている。たとえば、「糖代謝異常」のある人（糖尿病のある人に限らず、糖の摂取に伴い反応性低血糖を起こす人を含む）は誰もが、（血糖値を急激に上げる）コカ・コーラは避けたほうが賢明である。さらには、理学療法士による歩行療法のような状況もある。理学療法士は、（糖尿病によるかどうかにかかわらず）「下肢の動脈に不調がある人びと」にケアを提供するだろう。あるいは、病気のカテゴリーそのものを使わないかもしれない。ケアのロジックにおいて一番の戦略は、「もっと歩くことで、体調が改善されるであろう人びと」を歩行グループに招き入れることかもしれない。このように呼びかけられた人びとは、診断が何であれ、歩くというニーズを共有しているのだから。

ケアのロジックにおいて、カテゴリーを作ることは集めることとは違う。カテゴリーを作ることは、すでに何らかの特徴を有している個人を足していくということではなく、諸集団を差異化するということである。その過程で、なんらかの個人的な特徴が重要なものとして枠づけられる。何らかのカテゴリーと、そこに属す個人は、ともに形作られていく。とはいえ、カテゴリーがアイデンティティを形成することは避けられないのだが、その形成のされ方は異なる。過去においては、「糖尿病のある人びと（people with diabetes）」は「糖尿病者（diabetics）」と呼ばれた。患者アクティヴィストは、この用語に異議を唱えた。この用語は、人が「糖尿病者」で**ある**ことを意味しており、したがって人のアイデンティティを診断と合致させるからだ。代替案として、「糖尿病のある人びと」が提示された。「糖尿病とともに」あるとしても、「糖尿病のある人びと」はピアノを弾くかもしれないし、アムステルダム出身かもしれないし、イタリア人の祖母がいるかもしれないし、歩くことを好んだり、食べることが大好きかもしれない。特性（すなわち、うまく当てはまる適切なカテゴリー）のリストは開かれたままだ。（専門的な論文を含む）ほとんどの文章において、古い用語は新しい用語に置き換えられている。このことは、ケアのロジックと共鳴している。ケアのロジックにおいても、カテゴリーは所与の現実の確固たる反映としてではなく、何らかの作業に用いる道具として捉えられる。実践においてうまく使えなければ、別の道具を探せばいい。人のアイデンティティを診断カテゴリーに強固に結びつけすぎることが役に立たないのならば、もっと緩いつながりを探せばいい。

ケアの実践にとって、よりよい仕事をするカテゴリーとそうではないカテゴリーがある。予防実践をデザインするさいには、どんなカテゴリーを作ることが役に立つだろうか。今日、世界的に、二型糖尿病の有病率は急速に上昇している。しかし、人口集団によって著しい違いがある。とはいえ、厳密にどの「人口」の話をしているのだろうか。ある人口と別の人口をどのように区別し、関連する人びとを同じカテゴリーに入れているのだろうか。ある時期のカナダでは、先住民であるイヌイットの人びとのあいだで、二型糖尿病の有病率が非常に高かった。このことが明らかになったのは、「イヌイット」がすでに別の文脈で「人口」としてまとめられていたからだ。イヌイットの祖先は、「白人」がやってきて、彼らを見つけ、征服するずっと前から、魚やアザラシを獲ってきた。現在では、（ほとんどの）イヌイットは集団として保留地に住み、古い伝統や、カナダ政府に対する近年の要求や、いくらかの身体的特徴を共有している。しかし、二型糖尿病にかかることに相関するような、どのような共通点を有しているのだろうか。さらには、その特徴を共有する集団は他にもあるだろうか[4]。たとえばオランダにおいては、スリナムからのヒンドゥー移民の二型糖尿病の有病率が比較的高い。いかなる点で、オランダのヒンドゥー移民はカナダのイヌイットと似ているのだろうか。

さまざまな回答が流通している。第一に、遺伝子だ。当該の人口は何世紀にもわたって食料不足のなかで生きてきた。結果として、二型糖尿病に関連する遺伝子が淘汰されなかった。この病気で亡くなる人はいなかったし、とかく子どもを産む前に亡くなることはなかった。今日、食料が十分に手に入るようになったため、この遺伝子が発現するようになった。このように枠づけると、「人口」は内婚集団内の人びとということになる。子どもを作ることによって、遺伝子プールを共有する人びとだ。だとすると、「糖尿病遺伝子」が「イヌイット」ならびに「ヒンドゥー」を特徴づけることになるだろう。「カナダのイヌイット」と「オランダのヒンドゥー」の共通点に対する第二の回答は、習慣だ。筋書きはこの通り。食糧難の状態で生きてきた人びとは、突然食料が手に入ると、食べ過ぎるようになる。かつて、ごちそうと飢えの期間は交互にやってきて、食べ過ぎた人も痩せることができた。しかし、食料不足の期間がなくなると、人びとは太りすぎることになり、結果として二型糖尿病を発現する可能性が増える。ここで登場しているのは、社会歴史的な概念としての「人口」、すなわち習慣を共有する集団としての「人口」である。「カナダのイヌイット」と「オランダのヒンドゥー」に共通するものが何かという問いへの第三の回答は、生化学からもたらされる。発達の初期段階で栄養不良となった身体は、生化学的に、少ない食物摂取量に適応する。手に入るカロリーはすべて使われるか蓄積される。この生化学的な特徴は、その人の人生でその後十分な食物が入手可能になったとしても、変わることはない。発達の初期段階に栄養不良だった人びとは、適度に食べても太ることになる。これが、糖尿病にかかる確率を高める。第三の「人口」

は、子宮のなかで、あるいは赤ん坊のころに栄養不良だった人びとをまとめる。それは、ライフヒストリー（の一部）を共有している人びとである。[5]

このように、「人口」をカテゴリーに分けて枠づける三つの方法は、「カナダのイヌイット」と「オランダのヒンドゥー」が何であるのかについての、三つの異なった説明を提供している。遺伝子を共有する人びと、習慣を共有する人びと、あるいは栄養不良という個人史を共有する人びと。しかし、このようなカテゴリー化は固定されたものではない。たとえば、さらなる研究によって、今日「イヌイット」や「ヒンドゥー」と呼ばれている人びとのあいだで二型糖尿病の有病率が高いことが、遺伝子構造と関連していることが確かになったとしよう。第一に、このことは人口の遺伝子的理解（「遺伝子を共有する人びと」）を補強する。そうした人口が人種とされるわけではないとしても、この人口概念には人種的な含みがある。人種もまた、遺伝子を共有する人口として定義づけられてきたからだ。[6] しかし、後に適切な遺伝子検査が利用可能になったとしたら、「イヌイット」や「ヒンドゥー」についての遺伝子的な理解もまた消滅するかもしれない。そのような検査は、糖尿病にかかりやすい遺伝子を持つ人びとと持たない人びとを差異化するからだ。したがって、適切な検査が利用可能になると、糖尿病予防を語るうえで意義のある遺伝的集団は二つしかなくなる。二型糖尿病遺伝子を「有する（carrier）」人口と、「有さない（non-carrier）」人口である。このように、遺伝子学を推し進めると、誰と誰が同集団に属しているのかに関する知識は、人種から遠のいていく。そのかわりに、疾病遺伝子にもとづいた人口カテゴリーが支配的になるだろう。[7]

しかし、なぜカナダのイヌイットとオランダのヒンドゥーが他の人びとよりも二型糖尿病にかかるのかについて、遺伝学はじつは説明できないのかもしれない。研究によって、習慣がもっとも説得力があると示されるかもしれない。そうだとすると、別の形でのカテゴリーの移行が予測される。周縁化されたイヌイットと移民としてのヒンドゥーは、断食と飽食の歴史から生じた習慣を持つ唯一の集団ではない。このことは、世界中の貧しい人びとやかつて貧しかった多くの人びとに当てはまる。彼女たちの物質環境についての今日の特徴が、状況を悪化させている。現実に、脂肪と砂糖は、多くの貧しい人たちがかつて食べていた健康的な食料よりもはるかに安価なのだから。これにより、世界各地で肥満が増加し、おそらくはその帰結として二型糖尿病も増加しているというわけだ。しかし、さらなる増加を防ぐために食事パターンへの介入が試みられたとすれば、人口を「イヌイット」や「ヒンドゥー」として同定することはもはや有益ではなくなる。むしろ予防策は「断食と飽食という文化的歴史を共有するすべての人」に資することになるだろう。あるいは、「貧しいが安価な砂糖と脂肪を簡単に手に入れられる人びとすべて」が対象となるかもしれない。(8)

ケアのロジックでは、カテゴリーは調整できる。手元のタスクに合わせて調整されなければならない。しかし、カテゴリーを作成したり消滅させる可能性は無限ではない。すでに定着している実践は強靭で変化しにくい。たとえば、ほとんどすべての医療登録システムは二つの性別を区別する。そのため、「男」と「女」というカテゴリーを使用することはあまりに容易であり、いつまでも使われ続ける。このようにして、「男」と「女」という人口間の区別は、ますます厚みと重要性を増していくことになる。差異は強化されていく。その陰で、他にありうるカテゴリー化が犠牲になっている。文脈によっては、「月経のある人びと」（たまたま女性でもあるだろう）と「月経のない人びと」（男性のみならず、若い女子、閉経後の女性、その他さまざまな理由で月経のない女性も含む）という区分を用いたほうが有益なこともあるだろう。別の文脈（たとえば体内に薬剤が保持される期間が問題となる場合）においては、「皮下脂肪の層が十分にある人びと」と「そうでない人びと」に分けたほうが理にかなっているだろう。しかし現時点では、そのようにはなっていない。同様に、「イヌイット」や「ヒンドゥー」というカテゴリーも、いくら二型糖尿病の予防実践が作られ変化したとしても、一夜のうちに消えさることはないだろう。これらのカテゴリーは、別の実践においてあまりにも定着しすぎている。そうはいっても、ケアのロジックに従うなら、善いケアは別の実践に容易に道を譲ってはならない。むしろ善いケアは、ケアに特化していることを誇るべきなのだ。発達の初期段階の栄養不良が生化学的に不可逆的な効果を持つことを証明した研究者グループが、この模範を示している。この研究グループは、グアテマラの最貧困地域からロサンゼルスに近年移民した集団のデータを収集し、一九四四年から一九四五年にかけて食糧不足の「飢餓の冬」にオランダで生まれた人びとの（よく記録された）データと比較した。二つの集団間にどれだけ大きな差があろうとも、生化学上の初期段階の経験に関していえば、両者は同じ人口に属している。

ケアのロジックにおいて、カテゴリーは、手元のタスクに合わせててていねいに調整すべき言語的な道具である。その一方で、手元のタスクは適切なカテゴリーに先行しているわけではない。あるカテゴリーと、そのカテゴリーが用いられる実践は、相互に調整するなかで両者を形作る。行ったり来たりを繰り返しながら、用語がタスクを設定し、タスクが用語を変える。その過程で、私たちのアイデンティティも変化する。アイデンティティは一面的（「糖尿病者」）でも多層的（「糖尿病のある人びと」）でもありうる。病気に特有のものかもしれないし（「二型糖尿病」）、症状に特有のものかもしれないし（「低血糖に苦しむ人」）、行為に焦点が当てられるかもしれない（「もっと歩くことで体調が改善されうる人」）。どこか別の場所からきたアイデンティティ（「ヒンドゥー」）を追認するかもしれないし、これまで名づけられていなかったアイデンティティを作りだすかもしれない（「断食と飽食の文化を有する人びと」）。まばゆいほどの可能性だ。しかし肝心なのは、どのカテゴリー化がその代替案よりもよいのかという問いは、ケアの実践に先立って生じるものではないということだ。その問いはケア実践のなかにある。ケアのロジックにおいて、カテゴリーについて問うべき決定的な問いは、そのカテゴリーがあなたをちゃんとケアするのかということだ。

健康的な行動か、助けになる環境か

個人が他の人よりも健康だったり不健康だったりするのなら、人口もそうなのだろう。では、それぞれの健康のレベルは、どのように関連するのだろうか。選択のロジックは、「健康的なライフスタイルを選ぶ」ことを個人に勧めることで、公衆衛生を向上させようとする。すなわち、集団の健康と、その集団を形成する個人の健康は、並行しているということ、あるいは両者はともに増進することが想定されているようだ。もし人口が個人を足し算した合計なのだとしたら、これは理にかなっている。この場合、人口の健康度はその人口を構成している個人の健康度に比例して増加するし、個人の方も人口の健康度に応じた公正な取り分を得ることができる。個人にとってよいことは人口にとってもよいし、逆もまたしかり、というわけだ。何をわかりきったことを、と思うかもしれない。しかし、そうではない。ケアの実践をより細かくみていくと、自明に思われることが崩れはじめる。論点はこうだ。ケアのロジックにおいて肝となる操作は、足し算や割り算ではなく、差異化することと具体化することである。

ケアのロジックにおいて、「健康的なライフスタイルを選ぶ」ように個人を説得することによって公衆衛生を改善しようとすることは、あまりいいアイデアではない。まずもって、公衆衛生キャンペーンはあまりに一般的であり、差異化をしない。特定の人びとの特定の状況を区別せず、私たちがすべて同類かのように呼びかける。たとえば、走っている人物のイラストが示す「運動しろ」というプロパガンダについて考えてみよう。しばらくの間、若い白人男性のみに訴えることを避けるため、オランダ版の「走る人」像からは、年齢、エスニシティ、ジェンダーがわからないようになっていた。最近になって、長い髪を風になびかせた若い女性の輪郭線が、私たち全員の代理を務めるようになった。しかし、もしあなたが動き回るのに車椅子を使う人だったら、「走る人」がどのように描かれていても自分自身の反映には見えないだろう。糖尿病のある人であっても、低血糖にならずに走ることができる人もいるが、みんながそうではない。一般向けの訴えは、人びとに逸脱を思い知らせるだけだ。実際に、何らかの点で、多くの人びとは逸脱している。私は走るとすぐに膝が痛みはじめる。この話をしたら、理学療法士はランニングではなくウォーキングをするように助言するだろう。しかし、理学療法士のように、一般的なものを特定の人に適した具体的なものに翻訳してくれるケアの専門家が、公衆衛生キャンペーンには含まれていない。公衆衛生は、私たちがみな同類であるかのように呼びかける一方で、ケアは与えてくれない。善いケアは具体性に依拠している。

ところが、人口一般を下位集団に差異化することさえも、しばしば複雑すぎると考えられてきた。そのためオランダでは（他の多くの場所と同様に）長い間、私たちみながコレステロールの摂取を減らすよう奨励されてきた。それが私たちの動脈にとってよいことだと主張されてきた。しかし、当時ですら、臨床試験は別のことを示していた。すなわち、低コレステロール値は誰にとってもよいものではなく、閉経前の女性にとっては有益な影響は及ぼさない。つまり、この一般的な助言は、「月経のある人びと」という人口集団には当てはまらない。(9) しかし、「月経のある人びと」は家族の食事を作るものだとされてきた。彼女たちは男性のパートナーと一緒に住み、彼のために料理をしているはずであり、「コレステロールを下げるとされる」不飽和脂肪酸「を含んだ食事を作ること」は彼のためになると想定されていた。オランダでは、ガイドラインが書かれるさい、この点について明確に議論されていた。結論は、物事を複雑にしすぎるのはよくないということだった。したがって、コレステロールの低い食事をとることで恩恵を得る人びとのために、コレステロールの摂取を控えることは一般的な善として称賛された。「月経のある人びと」に、(太り過ぎでないかぎり)あなたたちはチーズやバターを食べても大丈夫ですよ、と言ってあげる人はいなかった。このメッセージは、公衆衛生キャンペーンにおいて理解を得るには、確かに複雑すぎたのかもしれない。それがキャンペーンの限界だろう。ケアのロジックでは、このように具体性を覆い隠すことは問題となる。少なくとも、与えられた助言が自分には当てはまらないと気づいた人たちが、以後どんな適切な助言をも無視するようになるかもしれないことが憂慮されるからである。

ケアのロジックからみると、公衆衛生キャンペーンの第一の問題は、フリーサイズ製品のように、私たち全員を同じものとして扱うことである。キャンペーンは具体的ではない人びとに向けられているが、善いケアは具体性に依拠する。第二の問題もある。集団を悩ます病気は、同じ病気の個々のケースの総計と同じではないということだ。このことがもっとも明白なのが、感染症の流行である。多くの感染症において、個々の患者の合計は、集団への感染被害の程度を示す指標にはならない。細菌は私たちの内部で増殖するのだ。病気になった人それぞれが多くの人を感染させ、感染者数の増加とともに、健康な人ひとりひとりが病気になるリスクが増加する。つまり、感染症の流行は直線的には進まない。曲線は指数関数的に上昇する(感染しうる個人数が大幅に減少するまでは)。ここからいえるのは、細菌とリベラリズムは波長が合わないということだ。リベラリズムにおいては誰もが一として数えられるが、細菌の計算はずっとワイルドだ。そのため一九世紀、従来より多くの人びとが近接して住むようになったとき、国家や都市の政府は個々人にそれぞれ自分の健康に気をつけさせるだけでは不十分だと気がついた。誰かが集団のレベルで介入しなければならない。本格的な公衆衛生の取り組みがなければ、細菌が勝っていただろう(10)。

集団に向けられた善いケアは、集団の生活環境にあれこれ手を加える。一九世紀に都市で生き残ることを容易にした公衆衛生の取り組みは、パンフレットを使って個人がより衛生的な生活を送るよう勧告するという形式をとらなかった。排水管や下水道が整備され、食料供給は衛生上の規則に従って行われ、衛生検査官が任命された。同様に、ケアのロジックも、二型糖尿病のような病気の予防に役立つであろう集合的な手段を提案する。感染しない病気でも、個人をランダムに襲うわけではない。遺伝子プールで共有されている遺伝子につながっているかもしれないし、私たちの生活を形作ってきた集合的な実践に結びついているかもしれない。後者はもっとも介入しやすい。よって、的確に絞り込まれた集団を対象として、無料のスイミングプールを提供することは理にかなっている。アクセシブルなプール、野外のレクレーション場、自転車道の整備、スポーツ・クラブへの補助金、昼休みに運動できる施設、アクセシブルな歩道、通行権、料理教室、(感染や中毒を予防するためのみならず、砂糖や脂肪の摂取を制限するための)より厳格な食品法、食品の価格への介入、適切な種類の農業、などなど。個人に対して何を選ぶべきかを告げるのではなく、このようなケアの介入は、集合的に形成される環境を、私たちが生きていく前提となる条件を、向上させようとするだろう。意志の力を行使することを私たちに強いるかわりに、これらの環境が、私たちが自分自身の身体をケアするよう促してくれるだろう。

適切な選択をするよう個人に呼びかける公衆衛生キャンペーンは一般的すぎるし、個人の健康や病気の前提となる集合的な条件に注意を払っていない。なぜ個人の健康にとってよいことが必ずしも人口の健康にとってはよくないのか、そして逆もまたそうなのかについて、第三の理由がある。会計学に関するものだ。ふたたび運動の例をとってみよう。走ることは楽しいし、歩くことはすばらしい。運動すると気分がよくなるという人はとても多い。しかし、運動が「健康的だ」という主張についてはどうだろう。そのような主張は、特定の集団における（「健康」を示すことになる）いくつかのパラメータを用いた（何らかの方法で定義された）「運動」の効果測定にもとづいている。しかし、この方法でポジティブな効果が測定されたとして、それがあなたや私といった個人にとってどのような意味があるのかを明らかにするためには、膨大な数で割り算しなければならない。（単純化した）例を挙げよう。一万人中一〇〇人が毎年心臓発作で亡くなる集団があるとして、全員が毎日ランニングを始めれば、致命的な心臓発作の罹患率は一〇〇から七〇に減るという研究があるとしよう。「人口集団の健康」が三〇パーセント上昇するというのは、目を見張る改善だ。しかし、その集団内の個人についてはどうだろう。ランニングを始めれば、来年一年間に心臓発作で死な**ない**確率は九九パーセントから九九・三パーセントに上がる。こちらはずっと些細な変化に思える。心臓発作による死亡が三〇パーセント減ることは集団全体にとってよいことだが、個人にとって致死的な心臓発作を避ける可能性が〇・三パーセント増すことは（そもそも九九パーセント可能性はないのだから）そこまで魅力的ではない。

このように、人口にとってよいことは個人によって同程度によいとは限らない。このことは逆にもいえる。もっとも必要な個人に与えられたケアが、公衆衛生を改善することはほとんどない。たとえば糖尿病。一型糖尿病のある人はインスリンがないと死んでしまうので、一夜のうちにあらゆるケアがストップするとしたら、人口全体の健康に重大な影響を与えうる。これまで治療が利用できなかったとすれば、突然インスリンを導入することもまた、人口統計に影響を与える。しかし現況では、西洋の国々において、若くして糖尿病で亡くなる人は比較的少ない。なくはないが、まれである。この状況こそが、新しい介入を評価するさいの疫学的測定の開始点となる。したがって、もし明日、一型糖尿病のある人びとの寿命を、たとえば平均六カ月延ばす治療法が導入されたとしても、西洋の国々の死亡統計全体には影響を与えない。一型糖尿病の有病率はそこまで高くないので、有意な数値が出るほどの差は生じない。ケアの改善が、寿命を延ばすのではなく、QOLを向上させる「のみ」だったら、公衆衛生への影響はさらに少ない。自分で解決できない問題が起きた時すぐに電話やメールで相談できる医師がいることは、糖尿病のある多くの人びとにとってすばらしいことだ。病気とともに生きることの感情の機微を話し合える心理学者がいたら心強いだろう。しかし、そのような小さな奇跡は人口統計には現れない。

要するに、人口の健康と人口の一部をなす個人の健康は並行して向上しない。これがいわゆる

「予防のパラドックス」を引き起こす。「公衆衛生」を向上させたいのなら、ニーズのある個人をケアすることは、しばしば誤った投資となる。ふたたび二型糖尿病を取り上げよう。この病気をもつ人びとのためには、幅広いケアの実践がある。食事療法、薬、患者会、うまく対処するための講習会。これらのケアは、さまざまな方法で人びとの個人的な状況を向上させるだろうが、そこで向上するのは、いわゆる「QOL」にほぼ限定される。しかしながら、「二型糖尿病の患者」という集団内部においてさえ、死亡率のようなパラメータはそうしたケアによってはほとんど変わらない。「全体としての人口」への健康効果はさらに検出しにくい。公衆衛生の統計は、病気の人びとへのケアの影響をほとんど受けないが、予防策からはずっと大きな影響を受ける。太り過ぎの人が体重を減らすと、糖尿病の統計は向上する。「標準体重」の人が太るのを予防する手立てが講じられたとしたら、結果はさらによくなる。公衆衛生は、たまたま病気になった人をケアすることの帰結としては改善しない。健康な人を健康なまま留めておくような介入によって改善するのだ。個人と人口は、まったく異なるタイプのケアを必要としている。

隠れた勇士

選択のロジックにおいて、これは緊張関係となる。個人の健康が賭けられているかぎり、選択のロジックは個々人に自分自身の選択をしてほしいと願う。人びとの個人的な選択によって、集合的な健康がどのような影響を受けるのかということは、考慮されない。おそらく、自由経済においてそうであるように、見えざる手に任せておけばうまくいくという願望があるのかもしれない。しかし、公衆衛生が賭けられているときは、別ヴァージョンの「選択」が持ち出される。見えざる手はまったくうまく機能しないし、自分自身の選択を行う個々人は自動的に健康な集団を形成しないからだ。何が起きているのだろう。人びとには「情報」が足りないのか、何が自分たちのためになるかを伝えてあげる必要があるのだろうか。どういう形であれ、公衆衛生という文脈では、「選択」はもはや理想としてありがたがられるのではなく、まぎれもない事実として受け入れられることになる。選択とは、人びとが行っていることである。しかし、彼らは十分にうまく行うことができないので、よりよい選択を行うよう学ぶべきである。したがって、公衆衛生を向上させるため、個人は、疫学が設定したルールに「従うことを選ぶ」よう奨励されるのである。

対照的に、ケアのロジックにはジレンマがある。どうするべきか。ケアは必要な個人に与えられるべきか、集団の健康をケアするべきか。前者では、病気の人びとが、それぞれの具体的な状況にあったケアを得ることができる。後者では、健康な人びとが健康なままいられるように、私たちの生活を支える集合的な条件に影響を与えたほうが効果的である。しかし、集合的なアクションについての決定がなされる政策という文脈においてこのジレンマが浮上するとしても、ケアを必要とする個人が姿を現す診察室においては、この問題は必ずしも切迫したものにはならない。人びとが症状を訴えてきたら、ケアは与えられる。**もし**症状を訴えたなら。ケアを必要とする個人がみな、実際に助けを求めるのだろうか。今のところ、ヘルスケアの組織は、診察室に現れる患者を専門家が「待つ」ものであり、病気のある人びとは助けを求めるという想定にもとづいている。確かに、そうする人もいる。しかし、みんながそうではない。このことを説明しうる決定的な要因は必ずしも金銭的なものではない。

インタヴュアー　家族のなかで糖尿病があるのはあなただけですか？

リース・ヘンストラ　そうだと思います。でも、さっきも言ったように、これまで誰も検査しなかったんです。でも家族も糖尿病があるのかもしれません。妹は「私もそうかも」と言っています。妹はよく飲むんです。まあ、そんなにひどいわけではないですが、でもね。糖尿病かもしれません。わからないですよね。

オランダにおいて、ヘルスケアは容易に利用できる。保険料は高いものの、費用はたいてい賄われる。しかし、このような状況においてさえ、複数の調査によると、二型糖尿病のある患者の半分しか診断を受けていないという結果がある。残りの半分は、たくさんの合併症を発現して苦痛が激しくなるまで、ケアの専門家から隠れたままである。診察室に現れたとしたら、「ケアが必要」と判断される。しかし、彼らは行かない。

リース・ヘンストラ　糖尿病があるので、眼科の専門医に送られて、目の検査をされました。そこで、眼圧が高すぎることがわかったんです。これがわかったのは本当に偶然でした。それで私は言ったんです。「夫も眼圧が高いかもしれないけど、絶対に医者には行かない。妹もそう。私たちはみんな勇敢だから」って。

「勇敢な人びと」に対して、どうすればいいのだろう。現状では、彼らはケアを求めないので、ケアを与えられない。(11) 問題を起こさないかぎり、誰もあなたを診察室に引きずっていかない。ケアのロジックにおけるジレンマはここにある。集団の健康にもっと注意を向けるべきか、ケアを必要とする個々の人びとに集中するほうがいいのだろうか。しかし、二つの可能性のあいだにはギャップがある。そこに陥るのは誰だろう。診察室にいる専門家は、自らケアが必要だと明示している人びとに寄り添う以上のことはできない。それはすなわち、自分自身のケアができる人びとだ。ヘルスケアの実践は、能動的《アクティブ》な患者に依拠している。

第六章　実践における善

最終章では、これまで探究してきた選択のロジックとケアのロジックについての議論を編み上げていく。そのために、まずは道徳的な活動についての考察からはじめる。つぎにアクターであることについて掘り下げる。「能動的な患者《アクティブ・ペイシャント》」であることの意味を明確にすることで、本書の議論は完成する。糖尿病の治療と、糖尿病とともにある生活についてのケースを用いることで、具体的で詳細なケアのロジックのいちヴァージョンがまとめあげられるだろう。これまでの章で、ケアの実践はそのものとして評価され、改善されるに値することを示せたかと思う。しかし、どのようにして？　能動的な患者の運動は何を目指すのだろうか。手直しを共有することには、何が伴うのだろうか。細部には踏み込まず、いくつかの案を示すことにする。そして最後に、本書の議論によって開かれた展望についての考えを付け足したい。

本書で明確にしてきたケアのロジックは、極めて具体的な場所と状況に由来している。そうであっても、より広い含意があるかもしれない。たとえば「われわれ」(この用語が何を意味するものであろうと――西洋人、近代人、人間？)が、「われわれ」にとって決定的な要素として「選択」を掲げるのをやめて、「選択」の地位を下げ、多くの活動のうちの一つにすぎないと認識するようになったら、どうなるだろう。「選択する」ことを特定の人びとの特権とみなすのではなく、特定の状況における性質として理解するようになったら、どうなるだろう。そうなれば、多くの物事が変化する。選択は人間生活を定義する要素でも、啓蒙の成果でもなくなる。そのかわり、特定の場所において、従事するのが善いことでも善くないことでもありうるような活動に見えてくるだろう。さまざまな問いが続く。いつどこで、選択するという状況を準備するのか。いつどこでなら、他の形態のほうが適切だといえるのだろうか。その形態は、たとえば、Z病院の内外における、糖尿病のある生活やその治療に似ているかもしれない。そしておそらく、私の考えでは、ケアのロジックは他のさまざまな文脈に翻訳される価値がある。

行為のなかの道徳

私の立場は決して中立的ではない。選択のロジックとケアのロジックのどちらが包括的に善いのかを判断できるような、公平な場所には立っていない。そうではなく、本書で二つのロジックを対比させながら提示してきた議論によって、両者が包含している規範性やその立脚点を比較し、評価することが可能になる。二つのロジックにおける「善」は種類の違うものであり、「悪」もまたそうである。選択のロジックにおいては、自律と平等が善であり、抑圧が悪である。ケアのロジックにおいては、気配りと具体性が善であり、放置が悪である。あるいは、差異はもっと複雑なのかもしれない。二つのロジックは独自に善を定義するだけではなく、その「行い方」についても独自の見解を持つ。ここでは、この点を取りあげる。実践において、どのように善い活動に奉仕することができるのか。二つのロジックが前提とする世界で、あるいは作り出そうとする世界で、道徳的な核となる活動は何だろうか。

ふたたび選択のロジックからみていこう。ここでの規範性は多層的だ。一番目の明白な規範はこうだ。選択は、個人に自律性を与えるので、善いものだ。そして、すべての個人は自分自身の選択を行う機会をもつべきなので、平等は善いものだ。しかし選択のロジックには、規範的な判断を下すことを避けようとする第二の層がある。どの治療法や製品や目的や生活が最善なのかという問いに対して、選択のロジックは回答しない。そのような問いには、個々人が自由に答えればよい。人びとは、自らの判断を行使できる(あるいは、行使を要求されることもある)。選択のロジックにおいて(能力のある)個人が与えられている自律性は、まさに(自律性を除いて)ほぼ何にでも自らの価値を付与できるという自律性に他ならない。選択のロジックでは、規範的な判断を下すことがもっとも重要な道徳活動であり、この活動こそが是認されている。[1]

本書では、消費者と市民を検討してきた（公衆衛生キャンペーンは、両者を混ぜ合わせた独特の人物像を対象としている。ここでは両者を混ぜ合わせることに付随する複雑さは省き、二つの像を別々に議論する）。消費者と市民は別々の様式で判断を下す。（新古典派経済学的に形成された）市場において、個人は選択肢を個別に評価する。他人が助言を与えたり、魅力的な広告で誘惑しようとするかもしれないが、最終的には消費者が一人で選ぶ。よって、この選択に付与された判断は、個人的であるだけなく、私的《プライベート》でもある。市場において、自分の選択を公的《パブリック》に正当化する必要はない。「これが欲しい」と言えば十分だし、何も言わなくてもいい。何が最善の治療法や製品や目的や生活様式なのかを決めることは、私的な問題だ。「それはだれもが自力で行うべきことだ」と市場のロジックは主張する。この点において市民は異なる。市民はともに判定を行う。市民は、個人的な判断を公の場で調整するために、何をするのが善いのかについて話し合う。私的な道徳に留まるのではなく、倫理について公的に議論する。市民間の会話を続けるための特権的な形式は、公開討論《パブリックディベート》である。理想的な公開討論において、参加者は、特定の選択肢について賛成なのか反対なのかを明確に提示する。そのうえで、市民間の倫理的な議論のための特権的な方法は、集合的な評決に至ることを望みつつ、関連するあらゆる価値を考慮しながら主張間のバランスをとり、最善の選択に到達することである。各自の価値判断を言語的に明示できるという市民の能力は、議論のなかで集合的に価値のバランスをとることの前提になっている。このように、消費者が沈黙のうちに選択し調整については市場に任せるのに対して、市民は言葉を使って選択を調整する。

ケアのロジックにおいて、倫理的に正しい選択を行うために複数の価値のバランスをとるための議論は、他の実践と切り離されていない。とはいえ、価値判断が私的に行われるわけではない。他のことが起きている。ケアのロジックにおいて道徳的な核となる行為は、価値判断を行うことではなく、実践に従事することである。そこには一つの層しかない。善い行いをすることは、そして生活をよりよくすることは、重要なことだ。善い行いをするとは何か、何がよりよい生活につながるのかは、行為に先立ってあるものではない。行為の過程で定まってくるものだ。それぞれの生活によって異なるかもしれないし、人生における時期によって異なるかもしれない。しかし、善い行いとは何かを一般的に突き止めることは不可能だとしても、誰もが自分一人で見極めなければならないというわけではない。「より善い」とは何であるかを定めるタスクには、集団がかかわっている。たとえば（多くの研究者の仕事とさらに多くの患者の協力が必要となる）臨床疫学試験は、現時点で血糖値を厳密に制限することが、のちに合併症を引き起こすリスクを下げるかを見定めるのに役立つ。とはいえ、臨床試験がそれだけで善いケアを定義するわけではない。血糖値を安定させるためには、ルーチンを守ることも、状況に合わせて治療法を粘り強く調整することも考えられる。臨床試験は、どちらの方法がより善い生活をもたらすのかを決めることはできない。さらには、臨床試験によって、血糖値を低く保つことで合併症を起こす可能性が減少することがわかったとしても、それが労力に値するかどうかは別問題だ。そのような問題は、現場の手直しによってのみ見定められる。だからといって、選択が問題になるわけでもない。「あなたがどうしたいのか」は確かに重要だが、決定的ではない。あなたの一番の望みは、糖尿病にかからないことだからだ。でも、あなたは糖尿病をもっている。糖尿病がなくなってほしいと願うことは、糖尿病とともに生きることを助けてはくれない。あなたが巻き込まれているあらゆる社会的・物質的実践もまた、ほとんど望み通りにはいかない。そうした物事は、ある程度は、変えられるかもしれない。でもどこで、どうやって？　この問いに答えることは、実践的で、実験的なタスクである。したがって、ケアのロジックにおいて、「善い」「より悪い」「より善い」ことの定義は実践に先立つものではなく、実践の一部をなす。それも、難しい部分を。ためらいや不一致、不安や誤解、そして対立を生じさせるには事欠かない。ケアが容易だなどと言う人はいないのだ。[2]

何が「より善い」のかを見定めるのは困難なタスクであり、一度明らかになったと思えても、また何かが変化する可能性は高い。またやってみる。なんどでも試してみる。ケアのロジックにおいて、「善いことと悪いこと」は決して安定しない。ケアチームは、新しいねじれや変化、問題や摩擦、そして複雑さ＝合併症に、粘り強く寄り添わなければならない。これは専門家にとっても患者にとっても骨の折れる仕事で、診察室《コンサルティング》をその名のとおり協議《コンサルテーション》のために使うことが要求される。協議は、討論《ディベート》ではない。診察室での善い会話は、主張と主張の対立という形をとるのではなく、経験や知識や提案や優しい言葉のやりとりを特徴とする。「最近、どうですか？」。「やり方を変えてみましょうか？」。「何ができるでしょう？」。患者の生活におけるあらゆる関連要素を、どのように調整しあうのがベストだろうか。タスクの幅広さを考えると、ケアのロジックの望みとは裏腹に、現実のケアの実践においては、ケアチームが摩擦を抱えずにいることはありえない。うまくやらなければならないことが多すぎて、うまくいかないことも多々ある。診察になくてはならないコミュニケーション能力一つをとっても、果てしないものだ。正しい言葉を選び、沈黙を受け入れて、お互いを見る。患者はまっすぐ座っていたり、肩をすぼめていたりする。表情は怖がっているのか、安心しているのか。専門家は微笑んでいたり、眉をひそめていたり、コンピュータで何かを検索している。医師と患者は肩を寄せ合って血糖値の測定記録をつけた手帳を見ているかもしれない。インスリンを注射する前に、看護師が患者の肩に手をおく。そしてたくさんの握手が交わされる。診察は、一つの身体が別の身体に触ることで始まり、終わる。よいコミュニケーションは、善いケアに不可欠な前提である。よいコミュニケーションはそれ自体が、人びとの日々の生活を向上させるケアでもある。

何が善いケアで、何がそうではないのかを見極めるのに役立つ会話は、診察室の外でも続く。糖尿病のある人びとは、(糖尿病を含めた)生活について、大切な人や家族や友人と話す。ケアの物語を新聞や雑誌やテレビで紹介するために、ジャーナリストはインタヴューをしたりドキュメンタリーを作成する。専門家は、重要な成果を専門誌に出版する。社会科学者は「資料」を少し異なる方法で集めて、糖尿病のある人びとの生活に何が起きているのかに、新たな光を当てる物語を語る。これらはすべて、論争的なスタイルというよりむしろ物語的なスタイルで、公共的な意見交換の一部となる。二つのスタイルはとても異なる。よい議論は一義的だが、よい物語はさまざまな解釈の余地を残す。正当な議論は明快で透明でなければならないが、力強い物語は人びとの想像力や共感やいらだちを喚起することによって作用する。矛盾した主張は足を引っ張り合うが、矛盾した物語は互いを豊かにする。そして、主張は足していくことで結論に至るが、物語を足していくことは、さらに多くの問いへとつながる可能性が高い。ここでうまくいかなかったことを、別の場所で予防するにはどうすればいいだろう。ここで成功したことを、どのように別の場所や状況に移すことができるだろう。何もできることがないとしたら、何をしても改善につながりそうにないとしたら、物語は慰めを与えてくれるかもしれない[3]。

ケアのロジックにおいて、物語のやりとりはそれ自体で道徳的な活動である。しかし、道徳的な活動は会話や言語的なやりとりに限定されるものではない。身体的な形式をとることもある。セルフケアの一環として、患者は血糖値を測り、賢く食事を採り、運動をして、インスリンを注射する。ケアチームの他のメンバーも、身体的な労力を注ぐ。血圧を測るために医師がバンドを膨らませる。インスリンが注射される部分の皮膚が固くなっていないか、触って確かめる。注射をする看護師が、優しく皮膚をつまむ。ケアへの集合的な、公共的な投資もまた身体的である。ある時、糖尿病についてより詳しく知るために、犬を切り開いて膵臓を取り出した人がいた。そうすることで、彼は自らの職を危うくしたのみならず、犬の命を犠牲にした。別の人は、インスリン注射を受ける最初の人として名乗りを上げた。この人は当然長生きしたかったのだろうが、同時に彼女自身を危険にさらしている。膵臓のない犬はインスリン注射を受けて元気になっていたが、人の患者にも同じ効果があるのか、あるいは患者はその場で死んでしまうのか、確かなことは誰にもわからなかったのだ[4]。

こうしたことは、糖尿病ケアの歴史において、なんども起きた。革新者《イノベーター》は、新しい薬や技術や手法を開発するために、精神的・感情的・身体的な労力を払ってきた。思い切って実験的な治療法を試してみる少数の患者がいた。リスクを自ら負いながら、未来の患者にかけがえのない贈り物を贈ることで、彼らはつながりを作った。他者と身体的につながることは、集合的なケアへの投資の切り離せない一部である(5)。

イノベーションは選択のロジックにとっても重要だ。しかし、選択のロジックでは、イノベーションは道徳的な活動ではない。むしろ、研究者は公平《インパーシャル》であるべきだとされる。彼らは、別のところで設定された目的にかなうような、ささやかな手段を開発する。道徳的な善さではなく、効率的な手段がよい手段だとされる。技術は、義務ではなく、機会を生みだすためのものとされる。目的にかなうのなら、潜在的なユーザーが使用することを選択するかもしれないが、そうする必要はない。義務などない、と選択のロジックはいう。でも、本当にそうなのだろうか。ケアのロジックに一歩足を踏み入れた途端、これらの主張は著しい単純化にみえてくる。ケアするイノベーションが中立的であることは決してないし、不可能だ。生活の改善に資するものなので、そこには「改善」とみなされる概念が含みこまれている。さらに、イノベーションはしばしば道徳的に複雑である。インスリン注射剤を例としよう。歴史書によると、この新製品の発明者は個人的利益(よりよい仕事や金銭や名誉)を求めていたというが、この利己的な投資は彼の発明の価値を下げはしない。むしろ、インスリン注射剤がとても多くの人びとの生活を改善したからこそ、発明者が個人的な利益を得ることもできたのだ。では、イノベーションそのものはどうだろう。インスリン注射剤は、ささやかな手段にすぎないのだろうか。単に、人びとに対して、選んでも選ばなくてもいい機会を提示しているだけだろうか。もちろん、糖尿病のある人びとは、インスリンを注射しないという決断をすることができる。未成年だったり、認知症だったり、精神障害が認められているのでないかぎり、誰も治療を強制することはできない。だからといって、インスリンは控えめに私たちの目的に従うというわけではない。むしろインスリンは、道徳の風景《モラル・ランドスケープ》を変えた。インスリンが製造される前は、若くして糖尿病で亡くなることは悲劇的な運命だった。今日、糖尿病をもちながらインスリン注射を拒否することは、自殺行為である。インスリン製造の結果として、「注射しないこと」は致死的な行為となり、ゆえに道徳的な活動となった。これが、技術が行うことだ。技術は、私たちの存在の実践的な枠組みと道徳的な枠組みの両方を変化させる。

技術は、実践と道徳の枠組みをよりよく変化させるのだろうか。これは今後明らかにされるべきことだ――でも、どうやって？　選択のロジックにおいて、何がよいのかを定めることは、はかりにかけてバランスをとることだ。何をすべきか判断を下すためには、とるべき行動方針それぞれに賛成と反対の議論をなるべく多く集めて、比較評価する。ときには新しい主張が後から飛び出してきて、考えを変えられることもある。しかし、その時その場でのありうる最善の決断、おおむねバランスの取れた決断が、否応なく行為に先行する。ケアのロジックでは違う。ここでは、道徳的な判断が閉じられたのちに行為があるのではなく、行為そのものが道徳である。しかしこのことは、決して心地よくない。最善を尽くしても、善い行いをしようとすることが、実践においてどう作用するのかを予測するのは不可能である。再びインスリンを例としよう。産業としてインスリンを製造することが不可能だったとすれば、膵臓を保護したり治療するための技術開発に、より多くの労力が払われてきただろう。その過程で、多くの人びとが若くして亡くなっただろうが、結果としてよりよい治療法が生みだされていたかもしれない。実際には、糖尿病のある人びとで、インスリンを利用できる人はたいてい感謝している。彼らはこの薬に生かされていて、それがなければ死んでしまう。世界に目を向けると、多くの人びとが糖尿病で亡くなっている。インスリンの製造は高価であり、高価なインフラに依拠している。さらに、インスリンは命を救うが、治癒はもたらさない。体内のフィードバックシステムを外部から制御することは、決して完全には成功しない。問題が生じたら、どうしたらいいだろう。さらに注射を増やす、運動量を増やす、別の食事療法や別の医師を試してみる。注射を減らす、運動量を減らす、注射の恐怖に対処するためのセラピーを試してみる、あるいはもうそこまでがんばらないようにする。ケアのロジックにおいて、不確実性は慢性的であり、さらなる主張を加えてもこれは変えられない。できることをする、なんども、なんどもやってみる。手直し《ドクター》はするが、コントロールはできない。そして突き詰めると、結果は輝かしいものではない。病気とともに生きる物語は、「それからずっと幸せに暮らしました」という結末は迎えられない。物語の終わりは死である。ちょうど、私たちの生の物語がそうであるように。

ケアのロジックには、道徳のために切り分けられた領域はない。「価値」は「事実」に織り込まれており、ケアすることそのものが道徳的な活動なので、(実践的な)手直《ドクタリング》しから解きほぐすことのできる(論争的な)倫理などないのだ。起こりうる問題に気をつけながら、できることをする――問題は、身体的なものだったり生活上のものかもしれないし、病気やその治療によっても引き起こされる。「何がうまくいかない?」。「どこが痛む?」。手を加えるべき摩擦はつねにある。ケアのロジックは保障や自己満足を与えてはくれない。しかし、そこには一つの慰めがある。物事がうまくいかなかったとしても、自分を責める必要はないということだ。選択のロジックには罪悪感が付随する。選択の後につづく物事はすべて、選択の帰結として受け入れなければならない。「子どもの世話をするのが大変ですか? お気の毒に。子どもを産むのを選んだのはあなただから、なんとか対処すべきですね」。「インスリンポンプが期待通りじゃない? 残念ですね。あなたが望んだのだから、あなたの失敗です」。「視力の低下に不平を言わないように。若かった頃に自分の血糖値をきちんとモニターしてこなかったのが悪いのだから」。選択のロジックにおいて、選択権があるということは、選択の結果に責任が生じるということだ。ケアのロジックはそうではない。何がうまくいかなかったのかに向き合うことは賢明だが、自分や他の人の欠点を探すことはよくない。予想外のことはいつでも生じるし、コントロールできない変数はよくあるので、どれだけうまくふるまっても、結果はよくないかもしれない。そういうものだ。自らの行為によって悲惨な状況を作り出したのかもしれないが、それでも罪悪感に浸るのは無意味だ。罪悪感は何も生みださない。過去ではなく、今に集中しよう。あきらめず、次に何をすべきか考えよう。あきらめないこと、これがケアの難しいところだ。悲しんで、それから自分自身を取り戻して、あるいは誰かに慰めてもらって、活動を再開しよう。ここにおいて、道徳《モラリティ》はやる気《モラール》と連携する。ケアのロジックは罪悪感を負わせるのではなく、がんばろうと呼びかける。求められているのは、適応力と忍耐力を粘り強く混ぜ合わせることだ。

能動的な患者《アクティブ・ペイシャント》

本書では、「私たち」が何であり、誰であるのかについて直接的に論じていない。「私たち」が選択する人びとなのか、ケアする人びとなのかを明示していない。さらに、インタヴューを受けた患者が自分たちについて何を語るのかについて、また専門家が人びとの選択する能力やケアする能力をどう説明するのかについても、踏み込まなかった。私は、意見を集めるのではなく、言葉やジャンルやスタイルを解きほぐしていった。そして実践に組み込まれているロジックを探究した。異なるロジックは、異なる方向に押し出したり引き寄せたりする。その結果、私たちを別ものに変えていく。したがって、患者の選択という理想がヘルスケアに持ち込まれたとき、すでにそこにあった「自己」の居場所がついに確保されるというのは間違いである。むしろ、要求されているのは私たちのほうだ。選択が求められるように状況が作り直され、選択をするように私たちが呼びかけられる。そこで約束されるのは、私たち患者がついに専門家によって閉じ込められてきた受動性から自由になるということであった。選択のロジックによると、私たちは選択することで自らの生の主人になる。しかし、主人になれるという約束は、「選択する状況」が生じるように世界を作り直すことのコストを隠している。ケアのロジックには、別の強みと別の限界がある。私は、ケアのロジックがつねに本質的により善いものだと論じているのではない。ただ、今よりも注目される価値があると言いたいのだ。ケアのロジックのほうが本当の私たちのためになるから、というわけではない。ケアのロジックからの要求も大きいが、私たちに求められていることは異なる。もちろん、ケアのロジックは、患者が専門家の指示におとなしく従うことを求めているのではない。そうではなく、私たちは能動的になることが望まれている。では、能動的な患者とは何だろう。

選択のロジックでは、アクターは決断を下す者である。決断するために、アクターは関連する議論を考慮し、利用可能な選択肢の利点と欠点を比較しなければならない。これは簡単なことではないし、熱があったり、昏睡状態だったり、怖くて震えているときには、そもそも不可能である。しかし、慢性疾患をもっている場合は、自分の健康な部分を動員して選択することができるだろう。だから、あなたは選択する。選択の帰結は、善かれ悪しかれ、あなたの責任だ。責任は自分の肩にかかっている。選択することは難しいので、選択する能力が誰にあり、誰に欠如しているのかという問いが大きな注目を集めることは驚きではない。ケアのロジックでは、能力はもっと流動的なものだ。だからといって、ケアのロジックのおかげで私たちの生活が楽になるというわけではない。ここでも私たちは、多くを引き受けるよう求められる。ここでは罪悪感ではなく、幅広くさまざまな活動を負うことになる。ケアのロジックでは、アクターは物事を行う。インスリンを注射する。感じたり計測して対処することによって低血糖を避ける。食べるものを計算する。しかし、どのアクターも単独で行為する必要はない。ケアのロジックでは、行為が動き回る。あなたはある時にはケアをして、別の時にはケアをされる。ケアのタスクはさまざまな方法で共有される。また変化もする。何かが行われる──それがうまくいかなかったら、誰のせいかではなく、次に何を試すのかを問うことが重要だ。ケアのロジックでは、患者が病気だという事実は行われるべきことに影響を与えるが、だからといって患者がその行為において能動的な役割を果たすことから免除されるわけではない。すべて自分一人でする必要はない。いや、できない。病気のある医師もまた専門的なケアが必要になる[6]。しかし、つねに何かは行う。自分でインスリンが注射できないとしたら、看護師がしてくれる。でもあなたは、針を持った看護師が近づいてきた時、戦うのではなく、注射を打たせる。食べ物の計算ができないかもしれない。だとしたら、栄養士の指示に従うのだが、それでも食べ物を噛んだり、飲み込んだり、消化するのはあなただ。それさえも難しくなり、人工的に栄養を与えられるようになったとしても、あなたはアクターであり続ける。生きているかぎり、あなたの細胞は糖を燃やしつづける。

ケアのロジックにおいて、アクターであるということは何よりも実践的な問題である。誰も選択する必要がないという意味ではない。そうではなく、「選択をする」こともまた、ひとつの実践的なタスクになる。「真剣にスポーツをするべきか」という選択を例としよう。これは、議論で片づく問題ではない。価値のバランスをとるだけでは不十分で、エネルギーのバランスも取る必要がある。つまり、この選択をする過程で、自分で時間通りに食事を採れるか、血糖値を計測してインスリンの量を調整できるか、見極めなければならない。サッカーの試合やジョギングをして数時間たってから、血糖値が下がるかもしれない。ちゃんと気をつけていられるか。自由は大変な仕事だ。山歩きをしたいのなら、それもいいだろうが、したいというだけでは十分ではない。山歩きに必要な実践的な仕事にも従事しなければならない。そしてそこには、たくさんの実践的な選択をすることも含まれる。腰を下ろして測定した血糖値が三ミリモルパーリットルだったなら、迷わず食べる必要がある。しかし、もし数値が五や六や七で、登り道があと一時間あるとしたらどうだろう。延々とその繰り返しだ。近年、糖尿病のある人びとは、もはやルーチンを守る義務を負わされてはいない。そのかわり、ランチにサンドイッチを一つ食べるのか、二つか三つか、選ぶことができる。しかし（糖尿病のある人びとに限らず）人びとの多くは、このような選択を避ける傾向にある。次に何をすべきか、毎日毎分、考えるのは疲れるからだ。だから、私たちの多くが日々の生活において実験するのは、満足のいくルーチンができるまでだ。夕食は毎日一八時三〇分。平日のランチはサンドイッチを二つ、土曜日は（サッカーをする前あるいはジョギングに行く前に）三つ。実践において、ルーチンは、毎回毎回新しい選択をするよりも、ずっとエネルギーを消費しない(7)。

選択のロジックにおいて、アクターは選択するために判断を下す。そのため、距離が取られる。結局のところ一番容易なのは、自分以外のものについて評価することだ。血糖値測定器、注射器、インスリン・ペン。これらのものを、正確だとか不正確だとか、使いやすいとか面倒だというふうにラベル付けしていく。少なくとも、自分とは無縁の物については、そうするだろう。ある装置をしばらく使っていると、「自分の一部」になるので、判断は難しくなる。自分自身の一部を、距離をとっているかのように判断するのは困難だ。自分自身の生活についての判断は、さらに難しい。ヘルスケアの研究者は、私たちにこの判断を要求する。質問紙にある五段階のスケールに印をつけるように言われる。「糖尿病にはどれくらい悩まされていますか？　0（まったく）、3（少し）、5（とても）？」。数値は加算され、その合計があなたの「QOL」を表すとされる。ケアのロジックでは、生活を評価することは意味をなさない。あなたは自分の生活の内部で、生きている。生活から自分を切り離して、遠くからその質を見定めることはできない。もし患者が診察室で、「先生、私のQOLが低いんです」と言った場合の医師の反応は、このことを事実として患者のファイルに記録することではない。そうではなく、医師はどうすればいいのか考えるだろう。「何がうまくいっていないのか、詳しく話してください」。あるいは「どうしてほしいですか」と聞くかもしれない。ケアのロジックにおいて、生活は事実としてではなく、タスクとして捉えられる。あなたのQOLがよくないと伝えたら、友人はなんというだろう。共感してくれるかもしれないが、そのあとに「じゃあ、どうするつもりなの？」と聞くのではないだろうか。友人は、あなたを自分の生活の見物人とみなすのではなく、リーダーになることを期待するだろう。このように、ケアのロジックにおいて肝心なのは、名詞の「生活」（評価を下される客体）ではなく、「生きる」（私たちが主体となる活動）という動詞である。

選択のロジックにおいて、アクターは解放されている。家父長的な支配者から自由になったのだ。この自由の賛美によって、能動的な患者の活動を認識することが難しくなっている。ケアのロジックが語りかける患者は、自由ではない。しかし、彼らがもっぱら医師や看護師（家父長的かどうかは別として）に依存しているわけでもない。何よりもまず、インスリンに依存している。インスリンは命綱だ。さらには、食べ物や、深刻な低血糖のさいに注射してもらうグルカゴンも同様だ。自立はすてきだが、死ぬほどのことではない。同時に、いろいろな物事に深く依存している患者にも、他人が依存している。同僚やパートナー、老いた両親や幼い子どもたち。さらには、ケアチームの専門家もそうだ。患者が受動的になってしまったら、専門家にも何もできない。他人を支配したり、代わりに選択してあげることは可能かもしれないが、自分自身をケアしない人をケアすることはできない。それは不可能だ。勇敢で助けを求めない人びとを、手助けすることはできない。在宅患者がインスリン注射をやめても、医師や看護師には知る由もない。したがって、患者がいくら依存していようと、そのケアは第一に患者自身の活動にかかっている。糖尿病の患者は、これまで専門家によって行われていたことの多くを行うようになっている。ヘルスケアの別の領域では、筋肉注射を行うのは看護師である。糖尿病のある人びとはこれを自分たちで行う。別の文脈では、血液検査は検査技師が行う。糖尿病のある人びとはこれも自分たちで行う。薬剤の用量を調整するのは伝統的には医師の仕事である。糖尿病をもつ、かなり多くの能動的な患者は、これも自分たちで行う。たとえばルーチンに沿わなかったとき、必要に応じて注射するユニットを自分で調整する。

このようなあらゆる活動にもかかわらず、患者であるあなたは世界をコントロールできない。世界は従順ではない。血糖値、目、人びと、食べ物、機械など、あらゆるものは想定外の動きをする。自分の生活のさまざまな側面を飼いならそうとどれだけがんばっても、野生の荒々しさは変えられない。成功するかもしれないし、失敗するかもしれないが、いずれにしても受け入れるしかない。だから、能動的な患者は、活動的でありながら、手放すこともできなければならない。自分の手で自分を積極的にケアする一方で、飼いならせないものは手放す必要がある。したがって、ケアのロジックの要求のなかでも一番難しいのは、ここでもまた、粘り強くありながら順応することである。専門家が臨床的な態度を身につけるためには何年もかかる。患者の苦しみに対して能動的に反応しながらも、自分たちの努力が実らないかもしれないことは静かに受け入れる訓練を受けている。能動的な患者には、もっと困難なタスクがある。活動的でありながらも、みずからの苦しみについて観念しなければならないのだ(8)。それがどれほど感情的で実践的な努力を伴うものであるか、過小評価されてはならない。しかしそれでも、世界をコントロールできるかもしれないという幻想を持つよりはましである。コントロールという夢は、あなたを幸せにはせず、神経症にする。そしてどう転んだとしても、最後は失望に終わる。

ケアのロジックは、選択のロジックと比べて、いつでもどこでも善かったり悪かったりするわけではない。そのような一般的な主張はしたくない。でも、これだけはいえる。ケアのロジックは明らかに、病気をもち予測不可能な身体とともに生きることに向いている。したがって、患者運動はこのロジックを軽々しく却下しないほうが賢明である。適宜、このロジックを吟味して、受け入れて、いじってみて、押したり引いたりして形を変えてみるとよいだろう。本書で提示してきたケアのロジックは、固定したり石型を作るものではない。全くちがう！　このロジックは流動的で適応可能だ。でも、出発点としてはよいだろう。私たちのなかの健康な部分だけに呼びかけるのではなく、病気やあらゆるものを含めた私たちそのものを、真剣に受け止めるからだ。このロジックは、私たちの身体を慈しみ、私たちが属す集団を尊重し、失敗に向き合って許す。物事が悪化の一途をたどっていても、しつこく改善を求める。とはいえ、ある（不確定な）限界を超えるまでのことで、最後には、なるにまかせる。自分自身の苦しみに臨床的なやり方でかかわることは難しいが、能動的でありながら受容するすべを学ぶことは、私たちのケアする能力を強めるだけではない。能動的になるにまかせる力は、苦しみに耐えることを容易にしてくれる。さらには、それは楽しみを経験するための前提条件でもある。[9]

ヘルスケアを改善する

選択のロジックとケアのロジックの差異があまりにも大きいことは、次の問いを提起する。実生活においてそうであるように、これら二つの考え方と行動様式が混ざった場合にどうなるのか。さまざまな干渉の可能性がありうる。実際に、ヘルスケアに患者の選択が導入された場所で起きたことには、かなりのばらつきがあった。さまざまな場所や状況における詳細で経験的な研究によってはじめて、二つの様式の多様な干渉についての知見が得られるだろう。そうした干渉のなかには、私が病院における雑多な実践を蒸留して示した「純粋な」形式よりも、驚くほど創造的で、生活に適したものもあるに違いない。しかし本書では、ケアのロジックを混じりけのない形で提示することで、強化しようとした。患者の選択の魅力がどれほど声高に称賛されようとも、私はそこまで楽観的ではない。私が心配しているのは、患者の選択が導入されることで、他の多くのことも固定化されてしまうことだ。私たちが選択をする状況、私たちが選ぶことのできる代替案、私たちが選んだり選ばなかったりする「ケア商品」を囲む境界、などなど。これらすべてを固定化することは、手直し《ドクタリング》にとっては厄介である。ケアにとって重要な、さまざまな粘り気のある変数を互いに調和させることが、ますます難しくなるからである。さらに「選択」には、「ケア」にとっては異質な、多くのヒエラルキカルな二項対立が付随する。能動と受動、健康と病気、思考と行動、意志と運命、精神と身体。これらの二項対立を持ちだすことは、病気のある人びとの生活改善にはつながらない。なぜなら、少なくとも、彼らはつねに分断の悪い側に振り分けられてしまうからだ。

しかし、「善いケア」とは何かに言葉を与えるケアのロジックを明示できたとしても、現状におけるヘルスケアの実践が善いというわけではない。その大部分は、そうではない――十分に善くはない。実のところ、善いケアの必要条件を満たすことは、とてつもなく難しい。さらに、実践における善いケアの実現を阻むものはたくさんある（科学的手法、経営上の野心、プル型とプッシュ型の経済、そしてもちろん、ずさんな専門家《ケアレス》も）。したがって、「善いケア」を言語化することは、事実を記述し、世界の現状を語ることではない。さらには、ケアの実践に対する評価や（実証的な）判断でもない。そうではなく、これは介入である。ケアのロジックを明示することは、ヘルスケアそのものをヘルスケア自体の言語を用いて改善しようという試みである。この言語においてもっとも強調されるのは、自律と自分で決める権利ではなく、日々の生活実践と発明的な手直しによってよりよく生きるための試みである。ケアに特有の観点では、人びとが放置《ネグレクト》されていたら、それは悪いケアである。話を聞く時間がないとき。身体的なパラメータが文脈から切り離されて、患者の日常生活が考慮されないとき。患者が医療機器に一人で向き合って、別々の専門家から与えられた相反する指示を組み合わせるという複雑な（ときには不可能な）タスクに取り組まなければならないとき。専門家がていねいに実験を行わず、取り急ぎプロトコルに従うか、もっと悪い場合はなまけて古い習慣に頼るとき。ケアに特有の観点では、ときに苦痛を伴い、そしてつねに複雑な病気とともに生きる日々の生活の細部が、いくつかの個別のパラメータで置き換えられることは、悪いケアである。

インタヴューなどで患者が悪いヘルスケアについて訴えるとき、「選択肢を与えられなかった」ことにも触れるかもしれないが、ネグレクトについて語ることのほうが多い。彼らは、自分たちの話や個人的な経験に注意が払われなかったと説明する。もっとやりとりをして、サポートしてくれたらよかったと話す。あるいは、自分たちにできることは何もなかったし、何もしてもらえなかったと言う。この見放されたような感覚は、グラドゥスさんのインスリンポンプが動かなくなったときの話にありありと表れている。彼は最近引っ越しをして、新しい担当医はこのポンプのことをよく知らなかったので、グラドゥスさんが前の病院に電話した。そして、たらい回しにされてしまった。アドバイスしてくれる人は誰もいなかった。ついに話を聞いてくれる人が捕まったと思いきや、製造会社に連絡したらどうかと言われてしまう。そのあいだずっと、血糖値について心配していた。どうしたらいいのだろう。かなり遅い時間なので、今すぐ何か食べたほうがいいのか。低血糖にはなりたくなかった。でも、何か食べて、血糖値が急に上昇してしまったら？　どうしたらいいのかわからない。グラドゥスさんは、注射器とインスリンのセットを持っていなかったし、ペンも持っていなかった。最終的に、製造会社に連絡がついたとき、グラドゥスさんのポンプはすでにサポート対象外だと告げられた。予備の部品やポンプの交換はもう利用できない。どうしたらいい？　誰に連絡すればいい？　見捨てられた心細い気持ちは彼のなかに留まり、何年経っても話にのぼる。問題は、誰かに偉そうに指示されることではなく、誰もケアしてくれないことにある。ぽっかり穴が開いて、そこに吸い込まれていくような恐怖だ。

概して、あまりにも穴が多すぎる。行く場所がある人ですら、きちんと話を聞いてくれて、言い分を考慮してくれる人が誰もいないということがある。不確かで、怖くて、恥ずかしくて、寂しくて、自分のケアをしつづけねばならないというプレッシャーを抱えた経験に耳を傾けてくれる人が誰もいない。血糖値が安定しないというような身体的な問題に関する経験でさえも、きちんと注意を払われていはいない。私がフィールドワークをした病院では、ある時医師の一人が、糖尿病外来診察室の患者全員に、過去数週間に起きた「低血糖発作」について短い質問紙に答えてもらうよう依頼した。検査室では、低血糖について遡及的に測定することはできない。低血糖の発作は血液中に検出可能な痕跡を残さないからだ。しかし、患者は発作の多くを鮮やかに記憶している。本当にひどい経験なのだ。質問紙への回答というかたちで、患者は医師の想定よりもずっと多くの「発作」について報告した。医師たちは、診察室でのルーチンとして、患者に低血糖について聞いていなかった。医師たちは、厳密な制限が長期的には合併症の予防に役立つという臨床試験の結果を読んでいた。しかし、自分たちの患者の日常生活において、厳密な制限が多くの低血糖を引き起こしていることに気づいていなかった。一人の探究心ある医師と、一つの質問紙と、こころよく回答してくれた多くの患者によってはじめて、このことが可視化された。医師の結論は、個々の患者の詳細にもっと寄り添ったより繊細な調整が早急に求められている、というものだった。この結論は（低血糖によって妨げられる）人びとの日常生活にとってよいし、身体も恩恵を受けるはずだ（低血糖は脳損傷の原因となる）。医師は成果を出版したが、どこまで届いただろうか。そして、病気とその治療をめぐる日々の経験については、他にも調査されていないものがあるのではないか。

ケアのロジックが専門家に求めることは、臨床試験の結果を盲目的に応用するのではなく、注意深く翻訳することである。それが手直しだ。役に立つ可能性のある技術は、ローカルに微調整されなければならない。そのためには、手直しの作業が共有されなければならない。患者の経験に細やかな注意が向けられてはじめて、治療は適切に調整されるからだ。私がここで使っている言葉はすべて、規範的である。ケアのロジックは、これらすべてが実現してほしいと願っている。そのように行われるべきだと要求している。しかし実践においては、つねにこのようにいくわけではない。ケアは、ケアのロジックが示す基準をつねに満たすわけではない。その基準を満たせるように努力することは、ケアをそれ自体の観点から改善することだ。このことは、何よりもまず、診察室で行われることに深く関連しており、専門家が実践すべき作業である。くわえて、診察室を特定の方向に導く組織の状況とも関連している。ここでは、そのような組織的な文脈には踏み込まずに、診察室での仕事にとってのもう一つの前提条件へと進みたい。生きられた現実は、科学的な研究にも、よりうまく組み込まれなければならない。結局そこでこそ、新しい介入が開発されて評価されるのだから。[10] 科学研究において、病気を用いて、病気に対して、さらには病気とともにある私たちの生に対して、何が行われているのか。患者の意志を（政治的に）表象＝代弁することには多大な公共的関心が向けられる一方で、患者の身体や生命を（科学的に）表象することにはほとんど関心が向けられていない。これは驚くべきことだ。まるで、私たちが望むことは、大部分において、私たちについて集められた事実には依拠していないというように。実際に、そうした事実は、たいがい多数の計測結果にもとづくパラメータ間の相関関係という形式をとる。理想的には、研究プロジェクトは患者の日常生活にとってもっとも重要なパラメータを計測する。しかし、この理想はめったに叶えられない。しばしば、パラメータが計測される理由は、それが計測しやすいからか、たまたま先行研究でもっとも頻繁に言及されているものだからだ。よく選ばれたパラメータであっても、必然的に、研究プロセスの初期に選定される。ある介入がうまくいくかどうか見極めるために、研究者は、まず「うまくいく」ことの基準を定義することから始めなければならない。しかし、介入の予期せぬ効果は、のちのちになって初めて表面化する。だれかが目を光らせていなければ、気づかれることもない。

ヘルスケアの領域で現在もっとも支配的な科学的伝統である臨床疫学は、介入のもたらす予想外の効果に対応できるように設計されてこなかった。これを追うためには、驚きを受け入れる必要がある。不測の出来事は前もって計測できず、同定されていない変数は数えられないので、それらについて学ぶためには別の研究方法が必要となる。なかでも有望な方法は、医療面接と症例報告《ケースレポート》だ。よい医療面接では、患者は自分たちが気になったこと、困難なこと、重要だと思うことについて話す時間と場所を与えられている。その多様で驚くべき経験に、ていねいに耳が傾けられる。一方、症例報告は、注目すべき出来事についての物語である。出来事を移動可能にすることで、他の人も学べるようにする。症例報告は合理主義的な流行にそぐわなかったので、過去数十年間その様式は変わらなかったのだが、改善は切実に求められている。伝統的に、ケースヒストリーは、個々の患者に起きた出来事について、医師の同僚に対して、医師の手によって書かれてきた。「手直しの共有」に向けて進むためには、これらの要素それぞれが調整されなければならない。医師のとなりで、他の人もまたケースヒストリーを執筆できるかもしれない。他の（ヘルスケアの）専門家、患者、傍観者。人類学者やジャーナリストも、（それぞれ独自の方法で）幅広く人びとの経験を集めることで、多重的な声によって語られた物語の実験に加わることができるだろう。病気のある個人のみならず、より大きな集合体もケースヒストリーのトピックにすることができるかもしれない。意図されたオーディエンスも、同僚の医療関係者のみならず私たち全員に拡大できるだろう。さらには、伝統的にケースヒストリーは、血液の数値と恐怖や、痛覚と仕事量のあいだを自由に行き来していたのだが、もっと多くの要因＝アクターを取り込むことができるだろう。たとえば保険の取り決め、食品産業、地元のプールの使いやすさ。厄介だが最愛の認知症のパートナー。歩きやすい靴と靴下。重要な細部を見極め、調和させる技が求められている。

しかし、ケアの実践を改善するとなると、豊かな物語を公に語るだけでは不十分だ。私たちには、新しいやり方で行動できる、実験的な空間も必要である。臨床試験は、製薬産業による革新的な研究に対応するために開発されてきたものであり、製薬産業が開発した薬剤をモニターするために設計されている。この薬剤は市場に出しても大丈夫か？　集合的な保険料を費やす価値があるか？[11]しかし別の文脈では、ケアのプロセスから販売可能なものとして何を切り分けるのかがそこまで明白ではない場合には、何を測定すべきかも自明ではない。さらにいうと、誰が発明家の役割を演じるのか。産業界は薬剤や機器を開発するが、それらの所有者は変わりうる。だが、市場化可能な製品を中心におかない介入としてのケアを、誰が開発するのだろうか？　ここに、改善の余地がある。創造的な実践者（医師、看護師、栄養士、理学療法士、患者、患者団体）が、日々のケア実践を革新するための実験には、時間と予算と空間が必要である。ローカルな善い発見があったら、他の場所に広げる必要がある。実際のところ、糖尿病のある日常生活を形作るためのローカルな発明は、使えるインフラがほとんどなくても生みだされている。そうした発明は別の場所にまで広げる価値がある。でも、どうやって？　人びとが病気とともによりよく生きるために役立つ装置《アレンジメント》を、他の場所の異なる状況におかれた患者たちに、どうやって移行することができるのだろうか。

とはいえ、うまくいく実践からのみ、多くを学べるというわけではない。失敗もまた、ためになる。伝統的に、ケースヒストリーはしばしば失敗を扱ってきた。報告する医師にとって、失敗は、奇跡的な回復とほとんど同じくらい驚くべきことだったからだ。さらには、他の人がそこから学ぶことで、同じ失敗を避けることができるかもしれない。この点からいうと、現在の説明責任の実践において、専門家がうまくやっていることの証明を求められることは、注目に値する。専門家は、つねに自分自身を褒めるよう要求されている。「これが評価フォームです。あなたたちのやってきたことについて説明してください！」。疑いや自己批判、困難な問いのための余地はない。しかし改善は、何かが改善されなければならないという認識から始まる。すべてが望ましい状態にあるわけではない、という気づきから。摩擦や問題に寄り添うことは、ケアのロジックに合っている。善かれと思って設計されたものでも、うまくいかないこともあると認めること。ここから、まったく別の説明責任の実践が生まれるだろう。誰もが、自分たちがいかに素晴らしいのかを語らなければならないのではなく、自らの実践がどのように失敗する傾向にあるのか、それはなぜなのかを、安心して検討することができるような実践だ。これは、さまざまな集団で行われうる。専門分野を共有する人びと。教授から清掃担当者まで、同じ病棟を共有する人びと。病院の同じ階や、地域や、国家を共有する人びと。専門家たち、患者たち、(専門家であれ患者であれ)同じ病気をケアするすべての人びと。誰も自己防衛を強いられないのだとしたら、新鮮な視点から批判してくれる熱意ある外部者をケア施設に迎え入れることも可能だろう。彼らは、罪人を発見して処罰するためではなく、学ぶために、摩擦や問題を探してくれるかもしれない。診察室では(私が提示している理想化されたケアのロジックにもとづくと)、専門家と医師は、患者の日常生活でうまくいかないことを改善するため、共同で手直しに取り組む。別の場所や状況においても、変わり続けるさまざまな集合体によって、同じような作業が可能かもしれない。こうして、私たちはヘルスケア実践の改善も共有することができる。

いかなる場面でも、善いケアと悪いケアを区別する基準は、前もって与えられない。改善とは何かを定義することが、改善という活動の中心を占める。求められる省察は、何がなされうるかを実践において見定めようとすることと切り離せない。こうした「作られつづける基準」の流動性にはもちろん限界がある。糖尿病のケアにおいては、死の存在が背景に感じられることが多く、それはたいてい「悪い」ことである。避けられるべきことである。これが、挑戦してみたいと思うであろう実験の限界となる。別の限界である健康は、手に入らない。糖尿病は治らないのだ。この二つの選択肢のあいだで、日常生活をいかに改善するか、いかに生きることが最善なのかを問うことは、とても多面的で複雑である。だから、模索しつづける価値がある。善さとは何か？　長生きすることか、激しく情熱的に生きることか。運転をつづけることは可能なのか、それとも仕事をやめたほうがいいのか。食べることが好きというアイデンティティを保つのか、喜びを先延ばしにすることを学ぶのか。完璧なことは決してない。でも、試しつづける。そうするなかで、死ですら、つねに避けるべき悪のまま留まることはないだろう。ある時点では、安らぎをもたらしてくれるかもしれない。遅かれ早かれ、避けられないものが死だ。では、何によって死ぬのだろうか。

困難な選択を避けられないような切り離された瞬間に、このような問いに直面して一人で格闘するよりも、集合的に向き合うほうがいいかもしれない。声に出して。診察室の中だけでなく、外でも。一緒に手直ししよう。そして慎重に、私たち自身の生命をもって実験しよう。お互いに物語を語ろう。ケースヒストリーを語ろう。公共の生活は、個人的な出来事についての豊かな物語で満たされるべきだ。私的な出来事は、自由でいたいという欲望の背後に隠されるべきではない。事実、私が称揚するストーリーテリングはすでに生起している。ジャーナリスト、患者アクティヴィスト、社会科学者やその他の人びとが、病気とともに生きる物語を怒涛のように提示してくれている。ここで私が新しいことを提唱しているなどというつもりはなく、「物語を語る」ことの地位の向上を試みている。私的な経験を「単に」共有するという意味ではなく、物語を語ることは公的な取りまとめの一形態である。私たち自身を、そしてお互いを、私たちが統治する方法の一部である。声を大にして、生と死についての問いをしつこく問い続けることによってのみ、望むかどうかにかかわらず私たちが不可避的に共有している、技術や薬剤やヘルスケアの組織へ、最善の答えを取り入れることが望めるのだ。(12)

翻訳

本書の目的は、評価を下すことではない。ヘルスケア一般を批判しようとはしていないし、称揚したくもない。重要なのは、ヘルスケアの改善に貢献することである。でも、どうやって？　私は、大いに望まれている、指を刺さなくても正確に血糖値を測れる測定器を開発しなかった。新しいクリニックの創設を支援しなかった。〔コミュニケーションを向上させるための〕新しい会話テクニックを開発しなかった。糖尿病とともに生きるには何が最善なのかについて、創造的な案をまとめることもしなかった。さらには、他者がそれぞれの技術やスキルや生命を用いて何をすべきなのか、すべきではないのかについて倫理的な規則を設定しようとなどとは、全く考えていない。本書を書くことを可能にした研究助成では、近い将来に施行できる政策提言につながる研究が期待されていたが、私はそうした提言を控えるよう気をつけている。本書で語った物語ですら、私が盛り上げようとしている、病気とともに生きることに関する生き生きとした現在進行形の公共的な会話に真剣に貢献するには、あまりに少なく断片的である。その代わり、私の貢献は別の種類のものであった。本書で私は、善いケアに組み込まれている（あまりに寡黙な）ロジックを明示した。そのロジックを文章化することで、私的な診察室から公共的な議論の場へ移行させるための手助けをした。解決策ではなく、言語を提供した。本書が試みている貢献は、理論的なものである。

ケアのロジック自体は、まずもって実践的なものである。積極的に生活を改善するためのものである。近年まで、ケアのロジックは、自らを擁護したり、言葉を尽くして誰かに擁護してもらう必要はなかった。そこまで遠くない過去において、ヘルスケアとそこに内包されたロジックが質されることはなく、疑う余地もないほど善いものだった。だからこそ、一九六〇年代から七〇年代にかけて、社会科学者や哲学者はヘルスケアへの疑念を提示し始めたのだ。彼らは、善き意図がもたらす悪しき結果について、批判的に探究した。医学的な権力を疑い、問題含みの理想としての「健康」を暴いた。こうした試みの価値を否定しようというわけではない。学者たちは物事に揺さぶりをかけた。あまりに多くの医療専門家が傲慢であることに異議を唱えた。しかし、ひたすら批判を続けていくと、それは機械的になる。真実であろうとなかろうと、魅力を失ってしまう。何も新しいことを伝えてくれなくなる。再び、新しい方法で揺さぶりをかけるには、別の戦略が必要だ。でも、どんな戦略を、どこで見つけられるのだろう？　私たちの理論的枠組みは、「批判」というタスクにあまりにも排他的に適応しすぎている。暴露するための理論。思想を探究したり構築するのではなく、切り崩すための理論。そこにおいては、「善いケア」とは何でありうるかという問いは、

「有効性」や「効率性」といった善＝商品（goods）に仕えようとする合理主義者に委ねられていた。しかし、患者にとっては何が善いのだろうか。病気とともに生きる方法として、どの生き方が他の生き方よりも善いのだろうか。これらの問いに集合的に取り組むための言語がなければ、問いに答える作業は一人一人の個人に委ねられてしまう。人びとに自分自身で選んでもらいましょう、というわけだ。社会科学者や哲学者が「善いケア」のいかなるヴァージョンも称賛しようとしなかったため、空洞ができてしまった。「自律的な選択」という、もともとは全く別の文脈で形成された理念が、これほど迅速にヘルスケアを征服したことの一因は、この空洞にある。

しかし近年、潮流は変わりつつあるようだ。選択に疑いが向けられる一方で、ケアが肯定的に注目されている。[13] 本書もその潮流の一部であり、そこに貢献しようとしている。だが、本書で提示したケアのロジックは、どこまで遠くへ届くのだろうか。どこから来たのかを示すことは簡単だ。既存の研究（自分自身のものや先行研究の読解）における多くの学びが、このプロジェクトに染み込んでいる。とはいえ、具体的かつ正確であるために、単一で特定のケースを糸口とした。ここで明示した「ケア」は、二一世紀初頭のオランダにおける、糖尿病のある人びとによる、人びとのためのケアである。これでさえ、大雑把にすぎる――あまりに多くのヴァリエーションを省略している。この研究は、サーベイや概説とは似ても似つかない。あなたが別のケースを研究するなら、そこで明示される「ケア」もまた異なるであろう。たとえば、糖尿病のある人びとは膨大な量のセルフケアに取り組むが、認知症のある人はそうではない。自分自身の面倒をみる能力が徐々に失われていくことが、認知症という病気の核心でもある。したがって、これら二つのケアにおいては、家族や友人や専門家への要求も、患者の経験もかなり異なる。あるいは別の対照軸において、糖尿病のある生活には絶え間ない手直しが必要だが、悪性腫瘍のある生活にはより明白で不可逆的な分岐点が生じる。治療の不快な副作用を受け入れたほうがいいのか、それともなるにまかせて死ぬほうがいいのか、考えることを強いられるような分岐点だ。これらは不可避的な選択であり、あれこれ手探りすることのできないジレンマだといえよう。このように、ケアのロジックの形態は一つではない。本書で提示したのは、その一ヴァージョンにすぎない。診断や専門分野、病院や財政システム、宗教や規則や制限、就業機会、言語、社会関係など（可能性は無限にある）を変えた場合、このケアのヴァージョンのいくつかの側面は留まるものの、その他はかみ合わなくなるだろう。本書のような本は、読者に受動的に吸収されるのではなく、能動的に活用されることを願って書かれている。だから、これを読んでいるあなたにも仕事が残されている。ここで描かれたケアのロジックのどの要素が、あなたが置かれた文脈に合っていて、どの要素が合っていませんか？　何が同じで、何が変わりますか？　価値を維持するものはどれで、失うものはどれですか？　本書は答えを用意していないので、あなた自身に考えてほしい。応答を楽しみにしています。

　別の場所や状況に移された場合、ここで描いたケアのロジックは翻訳される。多くの翻訳が可能だし、すべてを予測することは不可能だ。だが、最後に一つ主張したい。ケアのロジックはヘルスケアだけに当てはまるものではない。その知見と適用可能性はずっと幅広い。第一の理由として挙げられるのは、ケアのロジックの存在そのものが示すように、「西洋」は、リベラルな社会理論がはめ込もうとする枠組みに合っていないということである。リベラルな社会理論は、自由と服従を対置する。合理性を輝かしい人間の特性として、もっといえば啓蒙の成果として掲げる。そこでは、「西洋」の諸社会は合理的な選択をする自由な個人によって形成されると想定される。私的な選択は家庭や市場においてなされ、公的な選択は国家の文脈でなされる。これが消費者や市民に当てはまるのかどうかはひとまず括弧に入れておくとして、患者に対して当てはまらないことは確かである。患者が支配者に服従しているからではなく、彼らはケアされているし、自らのケアをしているからだ。さまざまな方法で共有されるケアの活動は、公と私の境界を横断する。手直しは、脆い身体や完全に予測できない機械を相手にするので、コントロールという合理的な幻想から逃れていく。こうした境界侵犯的な特徴が示すのは、ケアの実践が西洋哲学にとってヘテロトピア的だということだ。ヘテロトピアは、**他**としての場所である。古い課題を新しい視点から見ることができる場所、自明に思われることを別の耳から聞くことができる場所だ。[14] しかし、この特定のヘテロトピアは、すなわちケアのヘテロトピアは、どこか別の場所ではなく、内部にある。ケアのヘテロトピアは、「選択」についての私たちの理解を促進させるとともに、「選択」が限界に達する地点について明るみに出すようなコントラストを示す。

選択のロジックは、確かに多くの実践に染み込んでいるものの、「西洋」で起きていることすべてを形成しているわけではない。糖尿病のある生活はそこから逃れる。しかし、それが糖尿病のある生活だけに限られるということはないだろう。他には何が、選択のロジックを超えるだろうか。教育すること。耕すこと。航行すること。音楽を作ること。戦うこと。建てること。映画を撮ること。子育てすること。テレビ番組を作ること。科学研究に従事すること。愛すること。料理すること。掃除すること。書くこと。それぞれには独自の、多様なスタイルがある。探究されるべきロジックはまだまだたくさんある。[15]私の主張はこうだ。本書において、自らを世界だとみなした一地方は（再び）片隅に押し戻された。「西洋」は、合理性を基盤として、どこにでも当てはまるような普遍的な知見を有していない。啓蒙の勝利に浸ってはいない。「西洋」が何ものかであるとすれば、それは大きく異なる考え方や行動様式の混合体である。異なる実践に編み込まれ共存する、相互に還元不可能な諸言語からなる、異種のロジックの寄せ集め。[16]矛盾の集合体。

しかし、私たちの実践を形成するさまざまなロジックは相互に衝突するものの、それらは相互に依存している。農業従事者がいなければ、消費者には食べるものがない。ケアがなければ、市民はひどい病気にかかったときに死んでしまう。家がなければ作家は眠れない。さらに、それぞれのロジックは特定の場所や状況から生じたものであるが、すべては動き回る。ある場所から別の場所へ移動する。選択のロジックはヘルスケアに入り込み、インフォームドコンセントの用紙や、訴訟や、患者向けの広告や、「あなた自身の選択です」というスローガンをも持ち込んだ。あるいは、そうした物事と一緒にヘルスケアに持ち込まれてきた。ロジックが動くことは不可能だとか、一般的に悪いことだと言いたいわけではない。そうではなく、この特定のケースにとって望ましいかどうかを問題にしている。選択のロジックは、私の考えでは、病気のある生活とうまく調和しない。しかしロジックは、生まれた場所にしか属すことができないかのように、必ずしも元の場所に留まる必要はない。ケアのロジックをみてみよう。本書によって、私はこのロジックを強化し、再活性化する手助けがしたい。しかし、ヘルスケアはそれ自体として、独自の言葉で改善する価値がある、と主張したからといって、その言葉づかいがヘルスケア内部でしか意味をなさないわけではない。それは動き回る（ことを強いられる）かもしれない[17]。でもどこへ？　そして、ケアのロジックが実際に別の場所や状況に移されるとしたら、何が起きるのだろうか。

答えは自明ではない。多くの環境においては、善いケアが要求するほど厳密に個別具体的な調整は難しいかもしれない。そして（法に支えられるような）一般的な規則は、特定の状況において十分に具体的ではないとしても、使いやすいという利点がある。不正な扱いを受けたと感じた人びとが、規則に訴えることができる。ケアのロジックには固定された変数がないということは、流動的な適応可能性につながるが、依拠することのできる固定物が何もないことをも意味する。ケアのロジックにとって、失敗は生活上避けられないものである。このことは、いつ限界に達したのか、もっと悪い場合にはすで限界を超えてしまい、当然怒るべきときがいつなのかを見定めることを難しくさせている。ケアのロジックはその内部に「批判」の余地を残しているのだろうか。執拗にではなく粘り強く、過剰になり過ぎない程度の熱意をもって、人びとに「がんばって」と伝えるのは大変善いことだ。しかし、この要求を満たすための勇気と活力をどこから持ってくればいいのだろう？　手直しはとても骨が折れることで、自分自身の苦悩が賭けられているときはとくにそうだ。さらに、ヘルスケアの領域には、（さまざまな種類の）手直しを専門とする有給の専門家の伝統がある。彼らは集合的に知識と専門的なエートスを育成する。素人がケアの仕事をするさいには、彼らを頼ることになるだろう。社会生活におけるその他多くの領域には、そのような専門家がいない。もっと一般的に、ケアが栄えるためには、どのような制度的な状況が必要なのだろうか。

ケアのロジックを移動させることに対しては、深刻な限界があり、反論すらある。それでもやはり、ケアのロジックが別の場所での実践を啓発しうる要素のリストは、少なくとも〔障壁と〕同程度には魅力的である。失敗や悲惨さに対するむきだしの正直さを例としよう。病気、死、苦悩、課題。これらに向き合うことからケアは始まる。これらは、単なるノイズとして方程式の外に置かれることはないし、何としてでも避けるべき不快な逸脱と捉えられることもない。周縁化されるのではなく、語られ、いじくられ、寄り添われ、手直しする対象になる。このプロセスでは、偽の確実性は呼び出されない。必要がないからだ。ケアのロジックでは、疑いは行為を阻害しない。その態度は実験的だ。何が改善をもたらすのか、もたらさないのかを探りながら、世界と交渉する。このことは、さまざまな環境において役立つだろう。水不足、食料不足、きれいな空気の不足、空間の不足――命が賭けられているのが人間か動物か、植物か生態系かにかかわらず(18)。試して、また試す。失望に終わることが避けられないような、過剰な楽観主義は必要ないが、運命論による言い逃れもできない。完璧さやコントロールの夢を捨て、試しつづけよう。だが、誰が呼びかけられているのだろう。試しつづけるべきなのは、行動しつづけるべきなのは誰だろう。答えはこうだ。あらゆる人とあらゆる物。ケアのロジックにおいて、アクターには固定されたタスクがない。行為を行う「私たち」は変化しうる。誰が何をすべきかを確立しようとして、科学的、商業的、政治的、その他の（集合的）アクターを区別する必要はない。ケアのロジックでは、アクターよりも行為が重要だ。行為は共有されたり、場所を移されたりする。さらに、とても多様な活動――事実を集めること、商品を売ること、法案を可決すること、インスリンを注射すること――を、原理上異なるかのように分断する必要はない。すべては、問題を手なずけようとしながら、同時に問題を作り出している。すべては生を形作る。(19)

ヘルスケアの外部で、ケアのロジックが活用できる場所を探しに行こう。市場の形成が苦悩を生みだしている場所では、ケアを導入することで苦しみをなだめられるかもしれない。政治の領域が国家に限定されず広がっているのだとしたら、新しいスタイルや様式が求められている。ここでも、ケアは魅力的だろう。適応や調整は不可欠だ。別の状況に合わせて、別の形をあつらえる必要があるだろう。でも、やってみる価値はある。アクターに外部者としての立ち位置を求める道徳的な判断は、多くの場合、もはや適切ではない。そして私たちは、技術は価値のある目的に服従する手段として自らを従属させていると考えているので、技術によって予想外の望まれない効果が生じたとき、なんどでも驚かされることになる。だから、私たちが外部者であると夢想するのではなく、私たちは内部から行為し、改善を目指すのだということに気づいたほうがいいだろう。私たちの機械や習慣や私たち自身を互いに適合させるために、忍耐強く手直ししたほうがいいだろう。「われわれ人間」が世界を支配しているという幻想は捨てよう。健常《エイブル》な人とそうでない人を絶えず区別するのはやめよう。事実、コントロールしようという試みが失敗するたびに、不意打ちを受けることになるのだから。かわりに、ケアしよう。世界は——ケアのロジックが思い出させてくれるように——私たちが外部から見て判断を下す何かではない。身体も何もかも、そこに絡み取られているし、参与している。慢性的に——私たちが死ぬ日まで。

謝辞

二〇〇五年の春、私は本書の章のいくつかの草稿を、米国シアトル、サンタクルーズ、クレアモントの研究会で発表した。訪問の数週間前、サンタクルーズの事務局からメールで、コメンテーターのために発表原稿を送ってもらえないかと頼まれた。もちろん、と返事した。原稿はあるので、お送りしますよ。コメンテーターがオランダ語を読めたらの話ですが。その時点で、本書はオランダ語のラフな草稿段階だった。私は、母語が輸送不可能であることのフラストレーションをなだめるために、英語のネイティブ話者がオランダ語を読めないことをからかうのが好きだ。彼らが非対称性を恥じることは（私は彼らの言語を読むし書くので）、少なくともなんとなく気分がいい。しかし、この時は私の負けだった。翌日メールボックスを開くと、当時サンタクルーズの博士課程の学生だったデイヴィッド・マクレット（David Machledt）からメッセージが届いていた。オランダ語で。いくつかのエラーはあったとしても、理解に困るようなものはなかった。彼は、「はい、送ってください。読んでみます」、といって、実際に読んでくれた。

なので、デイヴィッド・マクレットのために、この原稿を英語に翻訳する必要はなかった。三章の原稿に対していいコメントをくれたし（デイヴありがとう！）、残りの章もオランダ語で読めただろう。しかし、聴衆のなかの他の人びとも興味を持ってくれたので、彼らにも読んでもらえるように届けたいという気になった。招待と仲介をしてくれたジャネール・テイラー（Janelle Taylor）、ナンシー・チェン（Nancy Chen）、マリアンヌ・デ・ラーツ（Marianne de Laet）に感謝する。リサ・ディードリッヒ（Lisa Diedrich）、レベッカ・ヤング（Rebecca Young）、レイナ・ラップ（Rayna Rapp）には、一年後に、ストーニーブルックとニューヨークの聴衆からの質問とコメントを得る機会を与えてくれたことに感謝する。ミヒ・クネヒト（Michi Knecht）とステファン・ベック（Stefan Beck）とゲストのみなさんには、ベルリンの近くの小さなお城で啓発的な国際ワークショップを開いてくれたことに感謝したい。

本書で展開した議論の概要は、英国ミルトン・キーンズのオープン大学の研究会で発表した。主催者であるスティーヴ・ヒンクリフ（Steve Hinchliffe）とニック・ビンガム（Nick Bingham）、そしてその場にいたみんなの反応が本当に助けになった。初期の英語原稿への批判と励ましをくれたニコラス・ドディエ（Nicholas Dodier）、アーサー・フランク（Arthur Frank）、デイヴィッド・ヒーリー（David Healy）、チアゴ・モレイラ（Tiago Moreira）、イングン・モーセル（Ingunn Moser）、ヴィッキー・シングルトン（Vicky Singleton）、スティーヴ・ウールガー（Steve Woolgar）にも感謝する。サイモン・コーン（Simon Cohn）は親切にも最終段階での原稿にコメントしてくれた。翻訳プロジェクトのさいに生じた多くの問いのなかでも重要だったのは、オランダ語の表現 "logica van het zorgen" を "logic of caring"〔ケアすることのロジック〕と訳すのがいいのか（動詞を、そしてプロセスを対象としていることを明示するため）、"logic of care"〔ケアのロジック〕としたほうがいいのか（響きがいいし、"logic of choice"〔選択のロジック〕との対比も明確になる）という問題だった。私の代わりに決断してくれたニック・ビンガムには、本書のセンスとセンテンスに丁寧に注意を払ってくれたことも含めて、感謝したい。

本書の最初の全訳は、ピーク・ランゲージ・サービスのロン・ピーク（Rom Peek）が行った。信じられないくらいの短期間で優れた仕事をしてくれたことに何よりも感謝している。しかし、この種の文章は、細部の記述の綿密さにかかっている。翻訳によって、言い回しがこれほどまで台無しになるということは興味深かった。枠組み自体を翻す必要があった。その作業に従事する一方で、註では多くのオランダ語文献を削除して「国際的」な読者に合わせた文献に差し替えた。そうすることで、本書はオランダにおける世論への介入から、（地方出身であることは決して否定しないものの）広く旅するテキストになった。と願っている。

この間ずっと、一番の支えでいてくれたのは、ジョン・ロー（John Law）だった。原稿をなんども読んで英語を修正してくれた。そのように「帝国主義の言語に対する義務」を果たしつつ、議論のずれや飛躍も指摘してくれた。書きつづけるよう励ましてくれた。ケアについての仕事がまだオランダ語だったときですら、私の話を聞いて、難しい問題が生じるたびに議論に乗ってくれた。

初期段階では、他にも多くの方にお世話になった。オランダ保健研究開発機構（ZON／Mw）研究助成によって、本書の執筆が可能になった。オランダ科学研究機構（NWO）、なかでも「倫理、研究、政策」事業には、本書の足場となった以前の研究と、現在進行中である「善い食べ物、善い情報」と題された研究への助成を受けた。記して感謝する。ソクラテス基金の支援により、週一回、政治哲学の教授としてソクラテス・チェアを務めている。彼らの信頼をありがたく思う。トゥウェンテ大学の哲学者たち、とくにハンス・アハターハウス（Hans Achterhuis）には、学術的なホームを与えてくれたことに感謝する。Z病院では、何といってもエディット・テル・ブラーク（Edith ter Braak）、ハロルド・デ・ファルク（Harold de Valk）、ギー・ルテン（Guy Rutten）、イヴォンヌ・デ・ラ・バイ（Yvonne de la Bye）から多くを学んだ。クラール・パーレフリット（Claar Parlevliet）とエファンヌ・デ・ボック（Efanne de Bok）は良質なインタヴューを行い、分析も手伝ってくれた。ありがとう。そして当然ながら、糖尿病のある生への洞察を与えてくれたすべての患者のみなさまに、最大の感謝をささげたい。本書で彼らのアイデンティティは造名の陰に隠れているが、それでも、彼らが本書を手にして、自らの物語の断片が使用されているのを見た時、喜んでもらえるとうれしい。

そして、内科教授のヴィレン・エルケレンツ（Willen Erkelens）にも感謝を伝えたかった。私を彼の領域に迎え入れてくれて、そこで起きていることを書くよう励ましてくれた。彼にはしばしば、「でもいつ本物の（real）雑誌に出版するの？」（医学誌のこと）、と聞かれたものだが。残念ながら、プロジェクトが完成するのを待たずして、彼は亡くなった。本書がオランダ語で出版されて以降、非常に知的で厳密でありながら、面倒見のよい社会哲学の教師であったロール・ナウタ（Lolle Nauta）も亡くなった。私の母もだ。さらに、ケアのロジックがどれほど近年のフィールドワークに依拠していようとも、このことについて考えると、何十年も前に、病気とともに生きてそのために死ぬことについて私にもっとも多くのことを教えてくれたのは、友人のヨランダ・クレーマー（Jolanda Kremer）だった。

でも幸運なことに、「善いケア」を明示するために一緒にあるいは別々にコラボレーションしてきた人びとに、私はまだお礼を言うことができる。ディック・ウィレムス（Dick Willems）、リタ・ストゥルカンプ（Rita Struhkamp）、チャリング・スウィヤトスラ（Tjalling Swiertsra）、そして誰よりもジーンネッタ・ポルス（Jeannette Pols）に感謝したい。さらには、一緒にケアについた話したり、本書の草稿にコメントしてくれた多くの友人や同僚がいる。ミケ・アーツ（Mieke Aerts）、マリアンネ・ファン・デン・ボーメン（Marianne van den Boomen）、イレーネ・コステラ・マイヤー（Irene Costera Meijer）、ハンス・ハーバース（Hans Harbers）、ミリアム・コーヒヌール（Mirjam Kohinor）、ベルナルト・クルイトフ（Bernard Kruithof）、ヘールチェ・マック（Geertje Mak）、アマード・ムシャーレク（Amade M'charek）、ニーンケ・ユニケン・フェネマ（Nienke Uniken Venema）。

さらには、イングリッド・バート（Ingrid Baart）、コニー・ベルマーカス（Conny Bellemakers）、ヨラン・コスター゠デリーゼ（Yolan Koster-Dreese）、ヒルデ・デ・ヨング（Hilde de Jong）、ブレンダ・ディアハーダ（Brenda Diergaarde）、アリス・ストールメイヤー（Alice Stollmeijer）、エフェリン・トンケンス（Evelien Tonkens）、ピーター・ペケルハリン（Pieter Pekelharing）からの激励と抵抗は本書にとって不可欠だった。ステファン・ヒルシャワー（Stefan Hirschauer）にも感謝しなければならない。彼は本書をオランダ語でも英語でもまだ読んでいないので、ここにはうまく当てはまらない。でも、彼が読むだろうと考えるだけで、明晰に書くよう心がけることができた。

さらに初期に遡ると、父が臨床的な態度に何が伴うのかを教えてくれて、母が同時に物質的であり社会的でもある地理学的なものの見方になじませてくれた。最後に、私の今の家族は、かけがえもない。ピーター・ファン・リースハウト（Peter van Lieshout）は本書の最初期の草稿に有益なコメントをくれた。でももっと大切なのは、風変わりな哲学者になろうとする私の頑固な企てを、彼が一貫してサポートしつづけてくれていることだ。私たちの子ども、エリザベト（Elisabeth）とヨハネス（Johannes）は、日々の生活を価値あるものにするために、もっとも熱心に貢献してくれている。本書は二人に捧げる。

註

第一章

（1）　本書の後ろには註がある。その多くは学術的な文献を参照している。私がここで取り組んでいるジャンルでは、文献は何かを証明するために参照されるのではない。その代わりに、文献は、洞察や問いに関連する共鳴や補助線や比較の参照点を提供する。研究者には、特定の洞察を正確にどこから引き出したのかや、他の用語ではなくその用語を選択した理由が、自分でもわからないことも多い。とはいえ、学術的な文章を書く技術には、文章と文献の関係を（少なくともある程度は）明確にしようと試みることも含まれている。私はそれを註で行う。だから、本書の主張を追うためには註を読まなくてもよい。しかし、もし本書の主張をそれを可能にした学術的な伝統のなかに位置づけようとするならば、註を読むことは役に立つだろう。

（2）　他の場所や状況でのヘルスケアについての研究が、多くの点で本書の主張を形作ってきていることは明らかである。たくさんの研究が行われてきたが、そのうちのいくつかしか註で言及することはできない。しかしながら、私自身の研究と並行して行われたという意味で決定的に重要だった二つの研究に言及することから始めよう。一つ目は、高齢者と慢性の患者のための精神科施設における**善いケア**を研究したジーンネッタ・ポルスの研究である。ポルスは、私がここで省略したもの、すなわち特定の場所や状況において互いに衝突したり干渉したりする異なる**ヴァージョン**の善いケアの関係に焦点を当てている（Pols 2003, 2005, 2006a, 2006b）。もう一つは、多発性硬化症と脊髄損傷の人びとのためのリハビリテーションセンターでフィールドワークを行ったリタ・ストゥルカンプの研究である（Struhkamp 2004, 2005a, 2005b）。これらの事例と継続的に比較を続けることで、とても多くのことを学んだ。

（3）「個人」と「集団」という分類そのものがグローバルに通用するわけではない。たとえば、ドリン・コンドーは、日本での彼女のフィールドワークが異なるカテゴリー分けを要請したと述べている（Kondo 1990）。インフォーマントが言うことや行うことを、すでに確立された構造を確認する機会ではなく、新しい理論化のための洞察として受け止める多くの人類学者にも同じことが起きる。「他者」を彼ら自身の観点から受け止めるだけでなく、それらの観点を、西洋人を（より正確にはイギリス人を）研究するための理論的なツールとして用いたマリリン・ストラザーンの模範的な仕事がある（Strathern 1988, 1992）。「他者」のイメージを描くことで「西洋の自己」を「人間（Man）」のより善いヴァージョンに見せる（Said 1991（1993）が教えたように広く用いられた推論の形式）のではなく、「西洋」そのものが対象化され新しく開かれることになる。

（4）ここでは、書棚全体を引用することもできるだろう。しかし、私のお気に入りの1冊の本に限定させてほしい。その本は、カリブで奴隷によって育てられた砂糖と、甘い紅茶を飲んで育ったイギリスの工場労働者のつながりについて記述している。両者は組み合わされることで、産業革命に燃料を供給し、資本主義を当初よりグローバルなものにしていた（Mintz 1985（1988）; 続編として Mintz 1996）。

（5）この例は「アフリカ哲学」を「文化的探究」として分析した本から引いてきた（Shaw 2000）。すべての哲学は特定の（文化的な）実践と関連しているが、「ヨーロッパ哲学」はこのやり方で研究されることがあまりにも少なすぎる。素晴らしい例外として、また、本書と密接に関連するものとして、（一七世紀から一九世紀にかけての）ヨーロッパの科学者兼／または哲学者が、彼らの身体の日々のリアリティをどのように生きていたのかを明らかにしたLawrence and Shapin（1998）に所収の論文がある。

（6）　別の言い方をするならば、私は、民族誌的な方法を用いて、ヨーロッパを内側から「他者化」することによって「ヨーロッパを地方化する」（Chakrabarty 2000）という任務に貢献したい。この点に関する模範的な例として、コートジボワールの学校の子どもたちを研究するなかで獲得した技法を用いて、ノーベル賞を受賞した科学者の実験室の民族誌を書いたブリュノ・ラトゥールの仕事（Latour and Woolgar 1979）がある（実験室はカリフォルニアにあり、部分的に社会学的に書かれているが、それでも）。

（7）　住民のあいだの「相互依存の連鎖」という観点からみた福祉国家の歴史についてはde Swaan（1988）が、選択するさいの過剰なエネルギーとそれに関連する問題についてはSchwartz（2004（2012））が、選択を約束するリベラリズムは自由を求める人びとを解放するというよりは縛りつけているという主張についてはSantoro（2004）がある。

（8）　他者にケアを与えることに関連する共感についての独創的な神学的省察としてHousset（2003）が、交換に適合しないものとして贈与を捉える古典としてMauss（1990（2014））が、私がケアについて主張しているのと同様、贈与は「近代」の出現とともに消え失せたわけではないということについてはSsorin-Chaikov（2006）がある。人びとがアガペーの形式をとって自らの仕事にケアを投資するやり方についてはBoltanski（1990）が、ケアの倫理学については革新的なTronto（1993）とより最近のHamington and Miller（2006）がある。これらの文献のなかで、ケアの倫理学とフェミニズム政治理論が本書の研究にもっとも爪痕を残している。しかし、本書はフェミニズムの長い伝統のうえにある一方で、私は「ケア」に関するジェンダー的な側面については正面から取り扱わない。それは、独立した関心が寄せられるべきトピックである。明らかに「ケア」は女性と関連づけられてきたが、そのことはここで検討するケアの実践と直接的には関係しない。「看護師」は専業主婦／母を原型とする一方で、「医師」はこれまで十分に研究されてこなかった「男性ケア提供者」という形象を示している。この形象のなかには、大黒柱として「彼の」家族をケアすることや、兵士として（傷を負ったり心を痛めたりした）仲間をケアすることが含まれている。ケアの提供者のジェンダーを脇に置き、「ケア」そのものに焦点を当てることで、ここで私が従事しているフェミニズムは、「女性」をサポートしようとするのではなく、私たちの（社会的な）理解のカテゴリーに干渉しようとする。

（9）　長年にわたって、多くの本と論文が、ヘルスケアの実践においては往々にして十分な思いやりが行きわたっていないことを示してきた。同時に、「親切な」専門家たちは、患者の苦悩を引き受けすぎてしまうことに困難を感じてきた（たとえばHahn 1985）。外科のトレーニングに関する古典的な研究において、ボスクは、いわゆる「技術的な」失敗は許されうるが、たとえば不公平だとか失礼だといった「道徳的な」失敗は許されないことを発見した（Bosk 1979）。**寛容さ**を擁護するものとして、専門家だけでなく患者の寛容さにも関心を向けた近年の良質な分析であるFrank（2004）がある。

（10）　「気づかい（sorge）」を科学技術の他者とするハイデガーの理解に沿って、医療技術についての著作は、ほとんどの場合、ケアと科学技術を「本質的に対立するもの」としてきた。研究されてきた事例は、しばしば、このアプローチに固執する十分な理由を与えてきた（たとえば、Reiser 1978; Reiser and Anbar 1984）。これとは異なる見解として、科学技術は「臨床（clinic）」での現場の仕事と対立するのではなく、それらに依存しているのだという主張もされてきた（Canguilhem 1991（2017）; Canguilhem 1994）。カンギレムのアプローチでは、人間が従事する実践は、それが生み出すであろうどんな（表象的な）知識にも優先する。彼が言うように、たとえ自然科学者が病気を説明できるとしても、彼は依然としてその病気によって死ぬだろう。本書で言及されるケアは、カンギレムの「臨床」の一つのヴァージョンである（違いについてはMol（1998））が、臨床的なアプローチと管理のためのアプローチを対比させる関連した理解についてはDodier（1993, 1998）がある。

（11）　この短い段落は障害学という豊饒な学問分野への扉を開く。この分野では、たとえば悪性腫瘍とともに生きる人びとよりも車椅子の人びとに焦点を当てるために、「疾病」よりも「障害」が理論化されてきた（たとえば、Barnes *et al.*（2002）やShakespeare（2006）がある）。障害学の伝統とともに、本書では、逸脱した「孤立している身体」ではなく、「環境のなかにある身体」の日々の実践に焦点を当てる。しかしながら、私は、治療と日々の生活が干渉する場であるケアに集中し、学校教育や仕事や住居や交通手段といった同じように重要な問題についてはほとんど言及しない。

(12) 今日の認知心理学者は、人びとが選択を行うさいに「合理性」が欠如していることを指摘する。導入として、Schwartz (2004 (2012)) がある。人びとの選択を支えている条件、つまりは社会問題に倫理学はもっと関心を向けるべきだという考え方は、Nussbaum and Sen (1993 (2006)) のなかの論考で興味深い形で提出されている。

(13) 看護学の伝統は、(フェミニズム) 倫理学と (フェミニズム) 政治理論にケアという言葉が持ち込まれるずっと前から、「ケア」を多層的な現象として理論化しようとしてきた。この文脈では、「ケアすること」の次のような側面が分類されてきた。人間的な特性としてのケア、道徳的な責務としてのケア、情動としてのケア、間主観的な相互行為としてのケア、介入としてのケア (Morse *et al.* 1992)。この伝統から接近した場合、本書は失望させるかもしれない。すべての側面に関心を向けてはいないからだ。ここでは、ケアは主として介入 (あるいは介入の一つのスタイル) として、また、相互作用 (人間同士の、あるいは科学技術と身体のように人間と物質の) として研究されている。

(14) 哲学では、「ロジック」は推論の合理的な規則を定式化するために求められる。最初の前提から正当な結論を演繹的に導き出すための規則である。私は異なる方法で「ロジック」を用いているが、これは、合理的なロジックの普遍主義的な見せかけを説得的に切り崩す著作 (フェミニストのものとしては、たとえば Nye (1990)) のおかげで容易になった。「ロジック」という用語を使いながら実践について言及している良質の著作は人類学にもある (たとえば、Goody (1986))。これもまた、この用語を本書の目的のために拡張することを助けてくれた。

(15) 「言説」という用語については Foucault (1974 (1974)) などを見よ。英語の文献では、「言説」は特定のフィールドや編成体の内部やそれらについての言語を分析するさいに活用する学者によって取り入れられてきた。それは、「イデオロギー」と呼ばれていたものからマルクス主義の含意を取り除いたものと類似するようになった (たとえば、Howarth *et al.*（2000））。しかしながら、フーコーの著作のより魅力的な側面の一つは、彼が言語と物質をともに研究した点にあり、たとえば、物理的実践として遺体にメスを入れることについて、症状と徴候／表面と内部といった概念と結びつけて記述した点にある（Foucault 1976（1969））。ジョン・ローは、「秩序化の諸様式」という言葉を、多様な様式で同時に秩序づけられており、なおかつ、完結することなくつねに秩序づけられるプロセスにあるように見える近代的な組織を記述するための理論的な道具として用いた。そうすることで、暗黙の裡に物質に焦点を当て続けながら、プロセスと多重性を付け加えた（Law 1994）。

(16)　哲学における「世界」は言葉でできているという事実についてさらなる説得が必要な人は、Lakoff and Johnson（1981（1986））で隠喩が何をもたらすのかについて読むとよいだろう。一度確信したなら、ミシェル・セールの著作を読みたくなるかもしれない。彼は、哲学が「経験的な物事」から切り離されたものとして純化することが絶対にできないフレーミングや言葉や物語やイメージを通して、イメージや構造や問いが流通している方法を解明している（Serres 1997（1998）, 2007（1987））。

(17)　哲学者は、ときどき、自然科学の起源が哲学にあるということだけでなく社会科学との関係さえも忘れているように見える。そのため、彼らは、自然科学の領域にあるとして事実に敬意を払う一方で、自分たちのための事実として安易に「社会的事実」を考え付く。どういうわけか、哲学者は、社会科学で蓄積されてきたあらゆる方法論的な知を故意に無視する立場にいるかのようである。私たちが生きている世界の複雑性に対してよりよく同調させるために、社会科学の方法を実験的に改善させる余地は大いにあるが（Law 2004）、そうした方法を無視したり出来の悪い事実を「事例」として自由に使ったりする理由はない。そのようにすることは、方法に関する最も重要な規則を無視するということを意味する。つまり、自分が驚くことを許すということだ（Stengers 1998）。

(18)　本研究は、地理的に一続きの場所では行われていない。さまざまな場所から異なる資料が集められている。私は、オランダの中規模都市の大学病院であるZ病院でのみ観察を行ったが、他の病院やプライマリーケアの専門家とも話をした。糖尿病とともに生きる人の何人かはZ病院のある都市にいたが、他の人びとは当時の私のリサーチ・アシスタントだったクラール・パーレフリットと個人的なつながりのあるオランダ中部の小さなコミュニティから探してきた。さらには、読書からも多くを学んだ。私の分析したほとんどのインタヴューとウェブサイトはオランダ語のものだったが、私が読んだ社会科学の文献のほとんどは「国際的な」言語、つまり、フランス語か英語で書かれていた。本書で議論されるいくつかの点については、地理的に少し遠出することもある（特に五章で）。そうする場合には、明記している。強調する必要があるのは本書で提示される「オランダの」患者には、ほとんど特異性がないということである。潜在的に関係のありうる差異（年齢、教育の程度、仕事、識字能力、母語）については、わずかな機会に間接的に触れるにとどまった。ケアのロジックと、異なる（集団の）患者の希望や期待や技術との干渉は、更に研究するに値することである。

（19）　この研究の対象は患者でも医師でもなく、ヘルスケアの実践であるということを、そして「実際に存在している」実践ですらなくそれらを引き出す理念系であるということを強調しておきたい。だから、インタヴューは行ったものの、私の物語には、障害や／と疾病とともに生きる人びとの「オート・エスノグラフィー」の豊饒さはない（Murphy 1990（2006）; Frank 1991（1996）など）。私は、患者であることや専門的なケアワークに従事することに織り込まれた感情についてはほとんど言及していない。これは間違いなく欠落であるが、この欠落が、手直し《ドクタリング》することと、治療することとの実践的な側面についてのより明確な洞察を得ることの助けになった。

（20）　注意してほしい。糖尿病とともに生きる人びとは他の疾病にもかかっているかもしれない。糖尿病とともにある生は、疾病とはまったく関係ないことによっても構造化されている。だから、私が語る「糖尿病とともにある生」は、膨大な単純化の結果である。糖尿病と共にある実際の日常生活におもに関心のある読者は、それを取り扱うことを追求した他の本（e.g. Roney 2000）を読むほうがよいだろう。

（21）　医療社会学では、「糖尿病とともにある生」は長年にわたって「近代的な患者のあり方」と関連づけられてきた。クロディーヌ・エルズリッシュとジャニーヌ・ピエレは一九八〇年代初頭にはすでに両者を関連づけていた（Herzlich and Pierret 1984（1992））。これは、現在の糖尿病のセルフケアの核心にある小型血糖値測定器が導入される以前のことである。幅広い歴史的視野をもって、エルズリッシュとピエレは糖尿病と伝染病を対比する。伝染病は、古くからあり、発熱を引き起こし、感染性で、匿名の人びとの巨大な集団を同時に攻撃し、上からの社会的な対策を要求する。エルズリッシュとピエレによると、このようなより古い「レジーム」との多くの興味深い差異の一つは、糖尿病ではケアされる人間はつねに必然的に自らをケアしているという点にある。彼女たちの主張では、ともに苦しんでいる患者グループの成員による肯定的な同一化とともに、このセルフケアが「近代的な患者のあり方」の印となる。ほとんど同じ時期に、他の社会学者たちも、患者（とその側にいる人びと）がどれほどたくさんのことを**しなければ**ならないかを示しながら、それらの活動を**仕事**として議論し始めていた（Strauss *et al.* 1985）。

（22）　インスリンの単離とそれを身体の外部から注射するための初期の実験についての歴史として、Bliss（1982（1993））がある。それによって、糖尿病とともに生きることがどのように変化したのかについての歴史としてFeudtner（2003）がある。

第二章

（1）　もちろん、市場にも異なる形態とサイズがある。ここで参照する（単純化された！）単数系の市場は、新古典派経済学によって説明され、作り上げられてきたものである。市場を記述するさいに新古典派経済学の理論を採用しない市場の社会学にとって、市場は新古典派経済学によって形作られるものである（Callon 1998）。さらに、市場の言語が導入されることは、起こりうる「経済化」の唯一の形式ではない。作業効率という理念のようないくつかの他の形式もあり、それらは少し異なる含意を持っている（Ashmore *et. al.* 1989）。

（2）　私のフィールドでは、mmol/l（ミリモルパーリットル）は血糖の濃度の単位として一般的に使われており、本書もそれに準じている。他の場所では、mg/dL（ミリグラムパーデシリットル）も使われている。もしあなたが一方の単位を他方の単位に換算するのに手間取るのであれば、自分が糖尿病で異なる伝統の国に旅行するときに起きることを想像してみてほしい。血糖値だけでなくインスリンの単位も全世界共通の方法で表現されていないことが、状況をより困難にしている。標準は国によって変わるのだ。

(3) 明らかに、貨幣はヘルスケアの実践における決定的な要素の一つである。それを議論の対象としないことは、現実に対するかなりの介入である。このことも、複雑な実践から解きほぐすことが極めて困難なケアのロジックを導き出す助けになるであろう単純化の一つである。貨幣を取り上げるさいに、すべてが資金に行きつくというふうに還元的に主張せずに、どのようにしてそれをもう一度描きうるのかは挑戦的なタスクである。製薬産業で働く人びとが貨幣と道徳をどのように扱っているのかを分析した興味深い試みとしてマーティンの論稿（Martin 2006）がある。

(4) 消費者としての私たちの資本主義における地位は、労働者としての地位よりもはるかに善いものであるように思える。労働者は自ら働く生産手段を所有していないのに対し、消費者は選択することができるので、自らが状況を掌握していると信じることができる。このことは、西洋諸国における根本的な変化につながっている。労働者としてのアイデンティティは消費者としてのアイデンティティに取って代わられている（Lury 1996）。

(5) 市場において持ち主を変える製品には、始まりと終わりがあり、周囲の環境から切り離されているとされるが、これは取引の対象に本来的に備わっている性質ではない。この性質は、市場が形作られるやり方の効果として付与されている。初期の資本主義に遡る多くの研究が、この効果を引き起こす努力を明らかにしている（Appadurai 1986 に所収の諸論文と Thomas 1991 を参照せよ）。本書との関係で言えば、ヘルスケアを一つの市場にすることは**不可能**であるという主張はナイーブである。それは起こりうる。しかし、そしてこれが私が主張したいことなのだが、その過程で多くのことが失われるだろう（（他の）「善きもの《グッズ》」のために、既存の市場にとって替わる興味深いオルタナティブを（いまでも、あるいは、もう一度）構想することができるのかどうかという問いを提起することもできるが、これは本書の射程を超えている）。たとえば北米などの多くの場所では、市場化はオランダよりもさらに進んでいる。多くの北米の著者たちが、このプロセスのなかで何を失いつつあるのかを詳細に説明しようとしてきた（たとえば、Callahan and Wasunna 2006）。このことは、オランダにおけるフィールドワークをより一層意義深く、興味深いものにするだろう！

（6）「ケアの国の消費者」は、ヘルスケアに関する研究のためのオランダの助成機関であるオランダ保健研究開発機構（ZON／Mw）の支部によって組織されていた。この助成機関は、本書のもととなる研究プロジェクトにも助成しており、私も登壇者として参加していた。私は、同時開催されていた別会場のワークショップで、どうして「ケアの国の消費者」と呼ばれるものから患者が利益を得ることがないと考えうるのかを説明していた。聴衆の一部は、私の発表によって安心したようだった——ついに、自分たちがずっと考えていたことを言葉にしてくれる人が現れた、というように。しかし、他の人たちは、「消費者志向のケア」というようなお題目の下に進められている（しばしば善良な）イニシアティブに積極的に参与していた。そのような人たちは、私の主張を「懐疑主義」だと考え、苛立っていた。どうして「消費者」の地位を向上させようと思わないのか？　言葉について議論するのではなく言葉を最大限利用しようとする実践志向の環境のなかで理論的な省察を行おうとすると、こういうことが起きる。

（7）　草稿を読んだ人の何人かは私の病状についての説明を削除するように勧めてきた。偶然にも、本書を書いているあいだのほとんどの期間、私は患っていた。しかし、このことは読者に関係するのだろうか。あるいは、別の問題として、どうして私はそのことに言及することによって弱さを見せなければならないのだろうか。ご存知の通り、私は削除しなかった。第一に、私の弱さを見せる理由は、私たちは脆弱**である**からだ。私たちのすべては脆弱であり、本書の目的の一つはこのことを強調することにあったので、そのための機会として私は自分が病気であったことを利用した。第二に、もちろん、著者の体調は読者にとってとくに重要ではない。大事なのは、結果として文章が興味深いものになるかどうかである。とはいうものの、「体調などといった」研究者の特徴は仕事に干渉する。私が経験したよりも病状が悪かったならば、調査をすることも執筆することもまったくできなかったかもしれない。しかし同時に、病気は、無徴の正常性という前提を疑う私の感度を高めてくれたといえよう。学問共同体はしばしば学者の「健康」を自明視して、分析せずにすませる。興味深い例外としてはGolledge（1997）がある。そこで著者は、人生の後半に失明したことで、地理学研究者としての専門家の実践をどのように変化させなければならなかったのかを明確にしている。本書では、私の個人的な特異性と私の仕事のあいだの干渉を真剣に分析していない。しかし、歩くことへの情熱と（「あなたや私」という）他の人からの期待にそぐわ**なかった**ことからの教訓を、知識と理論化はつねに状況に埋め込まれていることの偶発的なリマインダーとして利用している。「自らの《オート》」と「民族誌《エスノグラフィ》」のあいだの交差に関する問いについては、自伝について議論しているOkely and Callaway（1992）が、「自らの《オート》」を私的なものではなく学術的な生活として省察したMeneley and Young（2005）がある。

（8）　二一世紀の後半に患者が徐々にケアチームの一員になっていた過程については、幾人かの医療社会学者によって書き留められ、懐疑的に議論されてきた。彼らの著作では、このことは、医療の権力に対する患者の抵抗の可能性を消しうる医療化の一つの形式とされてきた。彼らが、患者＝主体《ペイシャント＝サブジェクト》と考えたものは、選択の主体とケアの主体の混合物として創造されているとされた。この二つは、本書で注意深く差異化しようとしているものである。論点は異なるがともに説得的な本として、Armstrong（1983）とArney and Bergen（1984）がある。この二つの本は、ケアと選択かそのどちらか一方の主体とされることによって患者は「自由」を獲得するという信念に対するとてもよい解毒剤となる。しかしながら、これらの本は、起きているのは自由の獲得ではなくある種の服従であると主張することによって、依然として「自律－他律」という二項対立図式に捉われている。この図式こそ、本書で私が逃れようとしているものである。

（9）　「歩くことそのもの」は明らかに自然の非歴史的なカテゴリーではなく、近年の、高度に文化特異的な発明である。これについては、Solnit（2006（2017））を参照せよ。

（10）　この広告のなかで誰が患者で誰がそうでないかわかりえるだろうか。第一に、糖尿病は目で見てもわからない。第二に、私のインフォーマントの説明によると、この写真はおそらくオランダの市場をターゲットにしているのだろうが、広告写真を作成し販売することを専門にするアメリカの代理店から入手されたものである。代理店がモデルに健康状態について尋ねたとは考えにくいので、あらゆる病気にかかっているかもしれないし、何の病気にもかかっていないかもしれない。その結果、血糖値測定器の潜在的な購入者は、元気に見えるおそらくは健康なモデルによって、製品を購入するように誘われることになる。これは、「私たちの素晴らしい商品」のおかげできめの細かいみずみずしい肌を維持できるのだと示すために一七歳の少女が使われるのとほとんど同じだ。このことや、より一般的に広告を「読み解く」方法についてはCoward (1996) がある。

(11) 不在《アブセンス》／存在《プレゼンス》という言葉についてはLaw (2002) を参照せよ。ローは、科学技術の形成にかかわるたくさんのことが、必ずしも今ここで直ちに可視化されているわけではないことを示している。ローは戦闘機のデザインを追跡し、敵としてのロシア、ベースキャンプからの飛行距離、動きが激しすぎるとパイロットが乗り物酔いする可能性があるといったその他もろもろの要因がたとえ非直接的なやり方であったとしても、すべてデザインのなかにいかに「存在」しているかを跡付けている。最初の段階ではそれらは不在である。

(12) 「ない」を売ることはできないという事実が明るみに出すのは、ヘルスケアを市場として組織すれば費用を減らすことができるという考えがばかげているということである。これはとくに、「ニーズ」に対処しながら、できることには限界があるということを尊重するような組織のやり方と比べると際立つ。市場と共謀すると、ヘルスケアにおける「希望の体制」は急速に拡大する。希望は、部分的に産業に埋め込まれた私的なファンドの助成を受けた研究によって涵養されている。そこでは、金銭的にも「健康の獲得」という観点からも、投資に対するリターンが約束されている (Moreira and Palladino 2005)。さらなる分析であり、ここで起きていることの分析に適している「期待の社会学」という枠組みでの試みとしてBrown and Michael (2003) がある。

(13) 英雄的ではないケアは、患者のナラティブに付随する。そこではもはや、病気とともに生きることが、運命を受け入れることを避けるために敵である病気と激しく戦いやがて征服するという英雄的な企てとして語られることもない。代替的な可能性の興味深い分析としてDiedrich (2005) が、彼女が検討したナラティブとしてStacey (1997) がある。

第三章

(1) この章では、市民を定義する諸理論を検討する。患者法が実践のなかでどのように作動するのかを追った研究の一例として、ジーンネッタ・ポルスの二つの精神病病棟の比較がある。一方では専門家が条文に従っており、他方ではそうではない。前者では、人びとはある時点までは自由な市民として尊重されるが、決定的な契機において、すべての書類にサインされると、人びとは(一時的に)隔離されうる。後者では、専門家は人びとを操作していることを率直に認めていた。しかし、狂気によってどれほど暴れようとも、彼らは誰かを閉じ込めることはなかった。そうしてしまうと、人びととの関係が損なわれるからだ(see Pols 2003)。私のアプローチは、ヘルスケア**内部**を改善するというよりも、ヘルスケア**から**学ぼうと試みる。二〇世紀に発表されたいくつかの最も創造的な「一般的な」社会理論が、事例としてヘルスケアの領域を取り上げていたことは興味深い(Parsons 1951 (1974); Foucault 1967 (1975))。

(2) 解放と政治的戦略としてのフェミニズムは理論のうえでは衝突するが、実際の政治状況では、互いに弱体化し合うというよりは、しばしばお互いを強化しあってきた。オランダについては、Aerts (1991) が見事にこのことを分析している。しかし、この現象はオランダにだけ当てはまるのではない(Scott 1999 (2004))。「女性」と「男性」というカテゴリーの中身が静態的なものではなく変化しうること、しかも速く変化しうることは Costera Meijer (1991) のなかできちんと示されている。「構築主義」と「フェミニズム」は多くの場所で緊張関係にあるが、オランダでは両者は一九八〇年代初頭から一緒に検討されてきたことを記しておくのは有用だろう(see also Hirschauer and Mol 1995)。このことは、私が「ペイシャンティズム」を組み立てるのに役立ったのかもしれない。性差と「健康」な人と「不健康」な人の差異の干渉についてはMoser (2006) がある。

(3) 健康を「臓器の沈黙」として語ることは、この発想をルリッシュから持ってきたと述べているカンギレムへの参照である。健康は私たちが自覚していない何かである。混沌やノイズを持ち込むことによって、病気は私たちの注意を引く。しかし、カンギレムによれば病気は混沌ではない。生命体は、それ以前のものとは異なる秩序を確立しなおすことができる限りにおいて生き永らえることができる（Canguilhem 1991（2017））。このイメージは、ミシェル・セールの仕事にも登場する。セールは、あらゆる秩序化の試みは、ちょうど身体がつねに寄生者とともに生きているように（何らかの形のノイズである）「パラサイト」を含みこむため、潔癖なものや純粋な秩序などというものは存在しないと論じている（Serres 2007（1987））。

（4）　医療についてのたくさんの（新自由主義的な）理論は、専門家と患者の関係を、封建領主と農奴の関係としてだけでなく、俗流マルクス主義的に支配階級とプロレタリアートの関係としてもモデル化している。つまり、両者は永遠に一方の正反対のものだというのである。真のマルクス主義者はつねにこれに警告を発し、専門家と一般の人びとの関係を、階級闘争を強化することも弱体化することもあるものとして分析しようとしてきた。実際に成功している偉大な論文として、鉱山労働者を支援する医師と鉱山会社に肩入れする医師が黒肺塵症を別様に定義していたことを示したものがある（Smith 1981）。本書では、「異なる階級（の人びと）の緊張」ではなく、「異なるロジックの緊張」を分析する。階級間の緊張とロジック間の緊張が互いにどのように干渉しているかという問いも、今回の分析からは除外したものの一つである。

（5）　ここで私が提示したギリシアの市民＝行為者と彼らの身体についての分析は栗山の本当に素晴らしい本（Kuriyama 1999）にもとづいている。この本は、中医学とギリシア医学を比較し、対照することによって両者についての洞察を得ている。ここで私は、栗山の主張のうち筋肉概念とそれが自律的な意志と関係しているということだけを取り上げた。この自律性を筋肉と結びつける考え方は政治理論のなかで息づいてきた。現代の「医療」も筋肉を取り扱うが、それはとても多様な実践と洞察の複合体なので、私はあえてギリシアの市民と糖尿病のケアに関する代謝するアクターを対比することにした。栗山は異なる対比をしている。彼は中医学の医師について議論しており、彼らは筋肉を見るのではなく（拍動を感じるさいに）脈《モ》を感じる。脈《モ》を感じること、氣《チ》や息《シ》の流れを促進すること、その他のたくさんの身体として／身体とともに生きる可能性については、本書では分析していない。私がここで明確にしようとしているケアのロジックは、それ自体の特異性を持っており、地域固有のものである。西洋の一つの小さな地域に由来している。

（6） 継続的に食べ物に執着する過食症や拒食症の人びとが神経症として扱われる一方で、糖尿病とともにある人びとには神経症的な食べ物への執着が課せられる。そして、栄養士は太りすぎの人に対して体重計を捨てるようにアドバイスすることが多いのに対して、糖尿病とともにある人びとは、つねにどれだけの炭水化物を摂取しているのかを計算し、血糖値を測るように勧められる。近接している実践のあいだのこんなにも印象的な差異はまだ研究されていない。糖尿病とダイエットについてはCohn（1997）がある。

（7） 政治理論において感情が多様に理解されてきたことについての詳細で機微に富んだ記述としてJames（1999）がある。

（8） マナーの歴史はElias（2000（2010））に描かれている。エリアスは、エチケットブックに特定の「悪いマナー」に対する警告が書かれているのであれば、それらの実践はおそらく一般的に行われていたのだと指摘する。後にフーコーは、一つの戦う集団《ボディ》となるために、軍事訓練をする兵士の身体が規律訓練されていることや、生徒たちが教室で列をなして直線的に座っていることに注意を向けた。これらの実践は兵士や生徒を規律化された市民へと変えるものであるが、この規律化された市民はフーコーの政治理論の主要な住人である（Foucault 1991（1977））。

（9） 私たちは、フーコーの分析によって、「正常化」を苛烈なものと考えるようになった。他方で、「慈しむこと」ははるかにフレンドリーに聞こえる。両者について反射的に即断するのを控えるように試みるのはおもしろいかもしれない。その代わりに、何が、誰によって、誰のために、どのようなやり方で、どんな効果をもって行われたのかを探究しよう。後に、より古い伝統である「自己への配慮《ケア》」を分析するさいには、フーコー自身もそのように変更している（Foucault 1990（1987））。そこで明示されたケアについての意義深い考え方は、さらに後の自己と他者に対するケアの実践に痕跡を残している。このことは、専門的なケアは自己のケア《セルフ・ケア》に続くものであることを示唆している。このことは、例えば、医学とその適用の媒介（つまり専門的な医師）ではなく自らの科学を自分に適用し、そうするように友人にも進めていたデカルトの医療実践についての研究からも引き出せる（Shapin 2000）。

（10）　身体からの解放という夢は哲学の大部分にしみこんでいる。それにもかかわらず、身体は哲学の伝統のなかで様々なやり方で熟考されてきた。例えば、Vallega-Neu（2005）。哲学における身体の比喩に焦点を当てたものとしてはLakoff and Johnson（1999（2004））がある。ここ（や他のところ）で、批判的に考えるために身体から解放されることを要求する役回りをいとも簡単に担わせることのできるカントでさえ、まったく異なる読解が可能であると主張する人もいる。つまり、カントも人間が身体的であることの哲学的な含意を探究した人であるというのだ（Svare 2006）。

（11）　医療と生物学の歴史において、この決定論的で因果関係にもとづく身体についての理解はされほど古いわけではない。一九世紀に実験室での研究とともに現れた。これを他の理解のなかに位置づけた興味深い歴史としてPickstone（2000）がある。

（12）　そのため、ここでの私のポイントは、現象学がいうように、私たちが（外側から知る）「持っている」身体とは別に（内側から経験する）私たち「である」身体にも注意を払うべきということではない。診察室で最も適切な身体は何かを「行う」身体だという、異なる主張を私はしている。身体は実践の一部だ。このことについてのより広範な主張として、Mol（2002a（2016））、Mol（2002b）, Mol and Law（2004）がある。「身体」を研究する人類学者は、支配的な定義を受け入れるべきではなく、対象を再定義すべきだという主張としてはTaylor（2005）がある。なお、ケアの実践において何が身体になりうるのかにかんする私の知る限りでもっとも詳細で魅力的な研究は、RCSIのXperiment! のものである。このグループは、自らの身体を活発に動かせない人のための診療所でケアする身体とケアされる身体を示すための写真を集めてきた。これらの画像は、カールスルーエ・アート・アンド・メディアセンター（ZKM）で二〇〇五年に行われたMaking Things Publicという展覧会で三二〇平方メートルを使って展示された。この痕跡をたどるために、Xperiment!（2005）がある。

（13）　技術を用いるさいに警戒することと活動することが必要なのは、他の病気でも変わらない。自宅で透析を行うケースについては Lin (2005) を、吸入器とピークフローメーターとともに生きることについては Willems (1998) を、車椅子を扱うことについては Winance (2006) を参照。ウィムレスは、技術を使って自らをケアできることは自律性というよりはエージェンシーを患者に与えると主張している (Willems 2002)。これこそが、少し異なる方法ではあるものの、ここで私が主張しようとしていることである。

(14) 身体が「自然で所与の」現象ではないことは、興味深いことに、身体の感じる（見る、聞く、触れる、匂う、味わう）能力に関心を払ったときに明確になる。これらは普遍的からは程遠く、歴史を持っており文化によって異なっている。概説として Classen (1993 (1998)) がある。特定の歴史的・文化的な場においても、感覚のあり方は必ずしも広く共有されておらず、むしろ実践に依存している。だから、「人間」は、聞くという実践や音を区別することを学ぶという実践を通して、徐々に「音楽のアマチュア」になる (Hennion 2001)。ワインの種類を区別することを学びながら、同時に門外漢にはそもそも味わうこともできない微妙な区別を表現できるだけの膨大な語彙を獲得する人もいる (Teil 2004)。エニオンやテイユによると、身体は「そこにある」客体を受動的に経験するのではなく、徐々に「感じ方を学ぶ」。このことについての社会学における古典的な議論については Becker (1953) がある。

(15) 感覚とテクノロジーはそれぞれにそれぞれの診断のための強みを持っている。つまり、貧血を診断するさいにヘモグロビン計測器は「ゴールドスタンダード」で「より正確な」アプローチとなるが、下瞼をめくってその色を確認することはより短時間で行うことができ、道具も技師も必要とせずリスクも低いうえに重症の貧血を「補足《キャッチ》」するためには十分な正確さを備えている。結局のところ、そちらのほうが遠い場所に**運び出す**ためには優れている (Mol and Law 1994)。あるいは、脳手術のあいだ、麻酔科医の装置と外科医の指は患者の血圧に関して異なる結論に至ることがある。なおかつ、実践ではいずれも一方が単独で他方よりも信頼されることはない。両者は相互依存的に用いられる (Moreira 2006)。

(16) 例外はある。ときに、医師のアドバイスは法的拘束力を持つ。例えば、いま述べたように、多くの国で、糖尿病患者が車を運転できるかどうかを国に申告することを、医師は法的に求められている。多くの医師はこれを望んでいない。ケアのロジックに逆行するからだ。しかし、このことは患者の選択についての議論のなかでもめったに言及されない。患者ではなく医師が突然決断するのだから、選択のロジックにも反するように見えるからだ。とはいえ、リベラリズムはこれを自己弁護することもできる。愚かにも運転することを選んだ患者は他の通行者を危険にさらしうるからだ。さらに、患者の選択についての議論で使われている事例は即座に「患者の選択」の側に資する傾向にある。専門家による権力の傲慢な濫用のケースは簡単に見つかるからだ（極端なものとして、つねにナチスの医師が思いおこされる（Lifton 1988））。「解放を妨げず、しかもそれを超えていく」という道を進むためのタスクの一つは、適切ではあるが必ずしも新自由主義的ではないレパートリーを用いて権力の濫用と対峙する方法を見つけることである。

第四章

（1）　臨床実践における知識と技術が、一般的に提示されているものとは大きく異なるということを、私がそもそも**見る**ことができたのは、先行研究のおかげである。多くの研究が徐々にオルタナティブなイメージを積み上げてきてくれた。私が本章で素描するのも、そうしたイメージの一部である。先行研究の背景は多岐にわたる。一つには、一九八〇年代初頭に医学史がラディカルな変化を遂げた。知識の登場を「事実の発見」として記述するかわりに、「構築」について語りはじめた。初期の仕事に Wright & Treacher（1982）がある。同じころ医療人類学者は非西洋文化における「治療師」以外にも研究の射程を広げ、西洋の病院でもフィールドワークを始めていた。これは、専門家が「奇妙な」患者を理解するのを助けるためでもあった（e.g. Kleinman 1980（1992））。しかしその後、専門家もまた固有の興味深い「文化」をもつ研究対象となっていった（e.g. Stein 1990）。ここにはフィールドワークを行う社会学者との重なりもある。社会学者の関心は、人びとのあいだの（権力）関係から、行われていることの内容に移っていった（e.g. Prior 1989）。その一方で「科学技術社会論（ＳＴＳ）」が登場した。この領域の研究者は、科学論文が書かれ、技術的な装置が開発され、新しい材料がまとめられている実験室やその他の現場を研究した（Latour & Woolgar 1979）。一九九〇年代に、これらの多様な探求が出会い、交差しはじめた（e.g. Epstein 1996; Berg 1997; Berg & Mol 1998; Lock at al. 2000）。

（2）「規範的事実」という用語は、医学文献に由来する。私がこの用語に出会ったのは、「Hb正常値」がどのように確立されるのかを調べていたときである。Hbはヘモグロビンのことで、「Hb正常値」は貧血があるかないかを検査するための基準として使われる。その時に分析したいくつかの論文では、「Hb正常値」はあからさまに「規範的事実」と呼ばれていた（Mol and Berg 1994）。哲学者はしばしば事実と規範を区別することに多大な労力を払うが、私はすぐにその言葉に捉われた。とはいえ断っておきたいのは、私の分析が「規範的事実」を複雑化するとしても、私が書いていることもまた単純化されているということである。ここでは、実験室によって基準が異なることや、不正確な計測や、さまざまな機械のあいだでの精密さの変化や、mg/dL のかわりに mmol/L を使うことの帰結などについては立ち入っていない。

（3）van Haeften 1995: p.142（原著はオランダ語）

（4）ter Braak 2000: p.188（原著は英語）

（5）治療のための介入が想定されていない場合、そもそも診断技術の多くは用いられることすらない。そして診断技術の使われ方は、考慮されている治療の選択肢に依拠する。これに関してはMol and Elsman（1996）がある。手術を行うような場合でも、「何をすべきか」という問いと「何が問題なのか」という問いは互いに情報提供しあうことで、実際になされることを形作り、また作り直していく（Moreira 2006）。

（6）リタ・ストゥルカンプは、リハビリテーションの実践における治療目的の設定や変更について、より詳細な分析を行っている。目的を設定することは、治療にある種の方向性を与えるので、極めて理にかなっている。しかし、その道のりのなかで物事は変化する。身体の反応は予想よりも順調だったり困難だったりするかもしれないし、人びとの望みや優先事項も徐々に形を変えていくからである。しかし、目的が操作可能なほど具体的に設定され、同時に治療の評価に用いられると、おかしなことが起きる。そうではなく、治療の過程において、目的は流動的で調整可能なものだということを考慮に入れて、評価デザインを行うほうがよい（Struhkamp 2004）。

（7） 技術を「手段－目的」の区分に押し込むことに反対して、ブリュノ・ラトゥールは、彼が雄弁にも**手段の終わり**と呼ぶものに向き合うべきだという。彼がいうのだから、そうしなければならないのだろう（Latour 2002）。

（8） 研究ストラテジーとしての無作為化臨床試験（RTC）の強みと限界という問いは、ここで扱うには大きすぎる。しかし、私の議論との関連は深い。RCTの方法論では、成功のパラメータを初期に設定する。このことは、予測不可能なことについての洞察を妨げるのみならず、治療を比較するためのパラメータが中立的ではないかもしれないことも意味する。たとえば、リハビリ技術の臨床試験では、多くの場合「筋力」がパラメータとして用いられていたが、評価対象となった介入の一つは、筋肉のけいれんを防ぐことを最優先していた（Lettinga and Mol 1999）。厳密に何と何を比較するのかは常に明白なわけではない。したがって、歩行療法を成功させるには「話すこと」が不可欠である。しかし手術をする外科医は会話を治療の一部ではなく「単なる社会的な結びつき」とみなしている（Mol 2002b）。いわゆる「対照群」や「二重盲検法」にも、意図せざる効果が生じる（Dehue 2005）。さらに臨床試験は、どこか別の場所で開発されたものをテストしているだけであり、それ自体は創造的ではない。のみならず、あまりにも多額の費用が賭けられており、臨床試験結果は決定力をもつので、薬剤をテストするのではなく押し通すためにしばしば用いられる（Healy 2004）。臨床試験の実践そのものが、研究であると同時にマーケティングの道具でもあるのだ（Pignarre 1997）。

（9） 新しい診断技術や介入方法が可能になることで、診断したり介入しようとしていた病気の定義そのものがしばしば変化する（e.g. Pasveer 1992）。より一般化すると、診断や治療において病気が何で**ある**のかは、その病気を診断したり治療する技術に依拠している。すなわち、病気は単一で一貫性のある存在者ではない。診断や治療に用いられる技術は多岐にわたり、それぞれの技術が干渉する客体を少しずつ異なるヴァージョンとして実行する。だとすると、病院（や研究者や臨床医や患者）が対応している驚くべき仕事の一つは、「一つの病気」の多くのヴァージョンを、バラバラにならないように取りまとめていることだといえる（Mol 2002a (2016), Mol 2002b)。

（10） 一見「同じ」ような技法や技術は、用いられる文脈によってかなり異なる機能をもつ。出産における異なる実践について詳細に比較したマドレーヌ・アクリッシュとベルナイク・パスフィーアは、類似と差異がとても複雑に重なり合っている様相を示している。「身体そのもの」は自然な現象ではなく、出産の状況や用いられる技術によって異なるし、分娩の過程においても変化する（Akrich & Pasveer 2000, 2004)。

（11） ケアのロジックは、技術が調整可能で流動的であることを望むが、必ずしもそうなるわけではない。またなかには調整しやすいように作られた技術もある。ヘルスケアにおいては（つねにではないが）しばしば、臨床技術よりも実験技術の方に手続き的・物質的な一貫性が求められる。臨床技術は、それを扱う腕のよい専門家によってより容易に調整されうる（Mol and Law 1994)。しかし、技術がとても強固で頑丈にみえたとしても、調整可能で変化を受け入れられるように設計されている場合もある――が、そうでもないときもある。あらゆる技術は遅かれ早かれ役に立たなくなるので、調整や修復ができるかどうかは「善い技術」の条件としてもっと尊重されてもいいだろう。これについては、de Laet and Mol (2000) がある。

（12） 専門知識を民主的にコントロールするべきという議論の一つに Rip *et al.* (1995) がある。ヘルスケアの文脈では、どの程度まで専門家同士がお互いを統制《コントロール》できるのか、あるいはすべきなのか、そしてどの程度まで外部の統制を受けるべきなのかという議論がなんども浮上している（e.g. Freidson 2001)。「自己統制」を支持する主張の一つは、専門家は膨大な専門知識の体系にアクセスでき、医療技術を扱うのは専門的技能が必要だというものである。しかし、専門的な仕事の核心である手直しが協働作業なのだとしたら、「自己統制」も協働作業であるべきだ。内部からでも外部からでもなく、境界をあいまいにしたりずらすことが必要になるだろう。

第五章

（1） ある世代から次の世代へと受け継がれる遺伝子のイメージは、金銭やその他の所有物の「相続（inheritance)」

という、より古くからあるイメージを吸収してきた。イギリスの文脈での分析についてはStrathern（1992）がある。日常言語としての「遺伝子（genes）」や「子孫（offspring）」には、相続以外の古いイメージもかなり直接的に表れている。最新の「科学」がこれらに変化を加えようとするとき、古いイメージはしばしば意外なやり方で干渉してくる。ドイツの例についてはDuden（2002）がある。遺伝学的な（自己）理解や実践についてのさらなる探究に関しては、Goodman *et al.* (2003）がある。

（2）　社会理論に関連する、さまざまに枠づけられた「個人」についての分析はMichael（2006）がある。二〇世紀のヘルスケアにおいて、個人がいかに枠づけられてきたのかに関する圧倒的な歴史研究にArmstrong（2002）がある。

（3）　「患者の選択」の支持者は、しばしば、他人に依存するより技術に依存するほうが容易だ（楽だし、そこまで屈辱的ではない）と主張する。実践においては、必ずしもそうではない。そうではないという物語についてはStruhkamp（2004）がある。なお、行為するという能力を他者に負っているのは、患者だけではない。これは私たちすべてに当てはまる。興味深いことに、このことを見事に示すのが、卓越した技能をもつ行為者というイメージを体現する大胆不敵な医療専門家、外科医のケースである（Hirschauer（1994）とMoreira（2004）を参照）。

（4）　あるイヌイットのグループは、彼らの糖尿病の発現が高いことに関して詳細を解明するよう人類学者に依頼した（Rock 2003）。Rock（2005）では、糖尿病のケースにおける遺伝子と環境をめぐる問題について、より幅広い人類学的な分析が展開されている。この問題に気づかせてくれて、論文を送ってくれたメラニー・ロックに感謝する。本章の執筆にさいしてこれらの論文を大いに活用した。

（5）　大まかに、ここで私は、三つの異なる「人口」概念を素描している。これでひとまず私の論点を提示できるだろう。しかし、さらに他の「人口」概念もある。アマード・ムシャーレクは、被疑者がたまたま「トルコ人」（だが「トルコ人」とは何か?）だった訴訟において、議論の過程で少なくとも六種類の「人口」概念が交互に用いられていたことを記している。それぞれの概念に、「トルコ人」であるとは何かについての異なるヴァージョンが付与されていた（M'charek 2005）。

（6） ヨーロッパにおいて、私たちは「人種」という用語を避ける傾向にある。アメリカ合衆国では一般的に使われる。アメリカの反レイシストは、この用語を避ける代わりに、社会学的に転換することを試みている。彼らの議論によると、アフリカ系アメリカ人の健康状態が悪いのは、肌の色ではなく社会的地位によるものであり、したがって「人種」は生物学的なカテゴリーではなく社会的なカテゴリーである（e.g. LaVeist 2002）。だがそれでも、人種や遺伝子を語るさいには、つねに**優生学**の影が忍び寄る。二〇世紀において、優生学はあまりに強力で、容易に無視することはできなかった（Duster 2003）。「人種」という**用語**が実際に使われるかどうかは別として、レイシスト的な考え方や行動の様式がしぶとく生き残っていることを忘れないために、Brah & Coombes（2000）のエッセイを読むとよい。とはいえ、社会理論から身体を完全に締め出すこともまた、生産的ではない。身体を忘れてしまうのではなく、再考することが、よりよい戦略だろう（e.g. Haraway 1997 や Mol 1991）。

（7） 遺伝子研究が私たちをみな平等に扱うわけではなく、遺伝子に関連しない差異も遺伝子研究の実践にとって重要になる。たとえば、ＤＮＡ物質をどのように獲得するのかをめぐる詳細は、「ヒトゲノム」が研究されるとき、**誰の**ＤＮＡが解読されているのかという問題の核心となる。これについてもM'charek（2005）が参考になる。現時点では、ますます、研究しやすい人口が研究対象になっている。そうした人口は貧しい人びとであり、貧しい国、とはいえ研究の一部を担える野心的な研究者や医師を有するほどには豊かな国の人びとであるようだ。フランスの会社が、フランスではなくアルゼンチンで双極性障害の薬をテストしようとしたのもこのためだ（Lakoff 2006）。同時にインドでは、工業プラントが閉鎖したばかりの地域が臨床試験サイトにされつつある。そのような場所では、臨床試験に協力するいわゆる「ボランティア」が見つけやすいからだ。この点について、さらにはより一般的に、ベンチャーキャピタリズムとバイオテクノロジーが今日ともに「バイオキャピタリズム」を形成しつつある様相に関する刺激的な分析として、Sunder Rajan（2006（2011））がある。

（8） 食物をめぐる数ある問題のうちの一つは、高価な食品よりも安価な食品のほうが、（砂糖や脂肪という形をとる）カロリーが高く、ビタミンやタンパク質が少ないということだ。さらには多くの国々において、産業界と諮問機関の結びつきが非常に強く、公共政策は産業的な利害関心から十分に切り離されていない。この論点についてはNestle（2002（2005））、より広範囲の文化と食物をめぐる議論はWatson and Caldwell（2005）がある。栄養ゲノム情報科学によって、食物が健康に与える影響は、遺伝子と文化のいずれから理解されるべきなのかという議論が活発化したが、一番確実なのは、遺伝子と文化の相互作用のあり方についての議論を洗練させることだろう。この点に関して、Nabhan（2006（2005））は触発的な事例である。

（9）　この資料について説明してくれた医学生のアリアーネ・デ・ラニッツ（Ariane de Ranitz）に感謝する。

（10）　公衆衛生がいかに細菌を中心に構築されてきたのかについてはLatour（1988）を参照。公衆衛生の取り組みと絡み合いながら、「人口」を描き出して計算する特定の方法、すなわち統計学も確立された。統計学は、一九世紀に興隆した新しい学問領域の多くを特徴づけていったが、公衆衛生も例外ではない。統計学は「確からしさ」なるもの（既知のものと未知のもののあいだの新しい概念）を作り上げたのみならず、人びとに関する独特の見解を提供した。統計的な計算において、「人びと」はバラバラの「変数」に変えられた。これらの分離された特徴が、のちに重要なもの＝数えられるものとなっていった（Hacking 1990（1999）; Gigerenzer *et al.* 1989）。

（11）　ケアを必要としながらもケアを求めてこない人びとが多いことは、一九六〇年代に深刻な問題とされていた。「氷山現象」という用語が作られた。船に乗った人びとには氷山の一角しか見えず、残りの部分は水の中に留まっているように、医師は自ら姿を現す少数の患者しか診察できず、残りの人びとは視界の外に留まっている。いまだに「勇敢な人びと」は大勢いるが、近年の懸念事項は「過剰消費」と呼ばれるものに移行している。興味深いのは、リース・ヘンストラが（たまたま正式な教育をあまり受けていなかったのだが）、見事なほど明快に氷山現象を語ったことである。

第六章

（1）　医療倫理学の始まりは、少なくとも部分的には、生死について決断する権力を持つ医師のイメージが「道徳的なアクター」の典型例となったことによる。そうした人びとが倫理についてどのように考察しているのかを考えることはとても魅力的だった。この議論についてはToulmin（1998）がある。徐々に次のような議論が展開されていった。決定的な決断が下されるのだとしたら、適切なアクターは患者だ（であるべきだ）というものだ。一方、社会科学者と医療倫理学は、初期から複雑な関係にあった。社会科学者も重要だと信じていた規範的問題の多くが倫理学によって取り上げられたが、その取り上げられ方は全く違っていた。「文脈」へは大して注意が払われず、個人としてのアクターが決定的なものとして扱われた。同時に、倫理学はずっと多くの社会的関心を得ることに成功した（e.g. Weisz 1990）。道徳的な問題の枠づけ方について倫理学と張り合うべきか、「倫理学の実践」そのものを現在の医学的領域における一要素として研究対象にすべきか、といった問いは、緊急性を保ち続けている。後者の戦略にとって興味深い例としてHoeyer（2006）がある。

（2）　したがって私は、ある種の「ケアの倫理」のために議論しているのではない。すなわち、私たちの行為に**理由**を与えなければならない場合に生じる、いわゆる「避けて通れない倫理的な問い」に対して、ケア特有の回答を示そうというのではない。ケアにおける善悪は、理性にではなく、**行い**そのもののなかにある。この議論については、認知症の人びとが食事を拒否するという問題に直面したナーシングホームの危機を語ったHarbers *et al.*（2002）が参考になる。医師たちはこの拒絶を認知症の症状とみなしたが、オランダの新聞においては、多くの倫理学者が、当事者は食事を拒否することで非言語的に「死にたいという意志」を表現していると論じた。一方、病棟の日常においては、「気質」とその「原因」も、「意志」とその「理由」も、大して重要ではなかった。看護師やケア助手は、多くの言葉を使わずに、実践的な方法で、食べることをより魅力的にしようと努めていた。食べ物をすりつぶしたり、すりつぶさなかったり、スプーンで食べさせてみたり、チョコレート味の食事を提供したりした。彼らは、**善**

いケアを提供しようとしていたのだ。

（3）　医療社会学や医療人類学においては、人びとが病気やケアや自らの生について語る物語について、多くのことが書かれてきた。そうした物語を語ることは、単に現実を表象する方法であるのみならず、治療的な効果があることが強調されてきた。この点についての社会学的な見解はFrank（1995（2002））とBurry（2001）を、患者の語りは医療内部でもっと注目されるべきだという議論についてはGreenhalgh and Hurwitz（1998（2001））を参照。

（4）　この歴史についてはBliss（1982（1993））を参照。

（5）　身体的な集合性について語るには、どのような用語が適切だろうか？　チェルノブイリ原発事故の余波を分析したアドリアナ・ペトリーナの用語である「生物学的市民」は、まったく別のことを意味しているので、うまく当てはまらない。ペトリーナの関心は、市民が「生物学」に依拠することで、国家に対して有する請求の権利にある（Petryna 2002（2016））。ここでの私の論点は、人びとの賠償請求ではなく、人びとが助けようとするときに能動的に参与する活動にある。こうした活動は、別の有名な用語である「生政治」によっても捉えられない（e.g. Rabinow & Rose 2006）。「生政治」は、個々人が「個人的な健康と集団の健康の名の下に」行いうるすべてのことを覆いつくそうとしながら、別のところから来た戦略を喚起させ、私たちを主体に変えながら従属させる権力を呼び起こすからだ。対照的に、ケアのロジックを言語化するうえでは、私たちは自由であるか従属的であるか、あるいはその両方であると推定するのではなく、この二分法を避けるような用語を探してきた。

（6）　「能動的な患者」について考えるうえで「病気の医師」というのは興味深い人物像である。つまり、彼／彼女は、正式に、科学的な専門家であり苦悩する身体なのだ。たとえば、Sacks（1984（1994））による美しい分析がある。医師が患者になるさいに生じる多くの移行についてはIngstad & Christie（2001）も参考になる。身体の専門家でもある人物による、実に印象的な「患者の語り」として、オートポイエーシスの生物学者フランシスコ・バレーラによる肝臓移植後の生についての論文がある（Varela 2001）。

（7）　「決断する」ことが、かならずしも魅力的な種類の活動ではないということは、それを避けようとする人びとに遭遇した時にもっとも明白となる。示唆に富んだ感動的な例として、Callon & Rabeharisoa（2004）がある。

（8）　アクターが何を「する」のかに焦点を当てた研究は、「何もしない」ことも全く簡単ではないことを示している。そこには多大な労力が求められる。ステファン・ヒルシャワーの研究では、エレベータのような狭い場所で出会った人びとは、何もしないために、なかでも「出会わない」ために多くのことをすると分析している（Hirschauer 2005）。苦しみにも活動が含まれる。肉体的な苦痛は、人びとが被るものではなく、能動的に交渉しじくるものである。リタ・ストゥルカンプは、人びとは何日も続く苦痛や困窮を、特別なイベントのために「支払うべき代償」として受け入れることに気づいた。結婚式のように、とくに参加が望まれているような行事が当てはまる。「苦痛を被る」ことにもまた、さまざまな種類がある。反撃を試みるのかなるにまかせるのか、闘争か降伏か（Struhkamp 2005b）。

（9）　より中立的な概念である「経験」と同様に、「楽しみ」や「喜び」も自然に生じる出来事ではない。努力して学ぶ必要がある。このトピックは、クラシック音楽愛好者とハードドラッグユーザーにおける「能動的な服従」を比較、記述した論文で探究されている。多くの点で違いはあれども、彼らは類似した方法で、オープンに受け入れるための準備をしている。自らの受難《パッション》＝情熱に能動的に携わっているのである（Gomart and Hennion 1999）。

（10）　当然ながら、患者もさまざまな方法で自らの病気に関する研究に貢献することができる。考えられる役割には、共同での意思決定者、知の担い手、そして自らの治療で実験する者などがある。研究上で積極的な役割を果たす患者の初期の経験は、ＨＩＶ／ＡＩＤＳの文脈で得られた。米国については、Epstein（1996）における記録と分析が優れている。フランスにおいては、Barbot（2002）と Dodier（2003）が挙げられる。さらにこの文脈で魅力的なのは、筋ジストロフィー患者のためのフランスの団体である。彼らは、団体の戦略を研究し改善するために、自ら社会学者を雇うことまでした（Rabeharisoa & Callon 1999）。

（11）　この歴史についてはMarks（1997）がある。この方法の限界を示すために、ここで私は、臨床試験は、自らが行うと主張していることに関してはうまく行っているものの、その他多くのことに関してはそうではないことを前提としている。しかし、より詳細にみていくと、この前提自体が崩れていく。つぎ込まれている金銭の額を考えると、これほど長期にわたって使用されてきた方法が、さまざまに悪用されていることも想像に難くない（e.g. Pignarre 1997; Healy 2004）。

（12）　ユーザーにとって重要なことをどうやって技術に統合するのかという問いは、広く研究されてきた。第一のステップは、技術に「内蔵されたユーザー」を明るみに出すことだった（Woolgar 1991）。第二のステップは多様に存在しうるこのユーザーの間にどのような差異があるのかを分析することだった（e.g. Oudshoorn & Pinch 2005）。同時に、「内蔵されたユーザー」がいかに変わりうるのかという問いも生じた。このためのモデルの一つは、技術のデザインを議論し決定するための民主的な集会を開くことだった。もう一つは実験的なモデルで、新しい技術を小規模に導入し、予期されたりされなかったりするさまざまな効果を探究するものであった。介入の効果と有効性を調べる臨床試験は、予期される効果しか扱えないので、別の、質的な研究方法が求められる。この点に関しては de Vries & Horstman（2007）がある。

（13）　今日のイギリスのヘルスケアにおいて、何が機能していないのかを分析したジュリアン・チューダー・ハートの研究は優れた事例である。批判的な著作だが、その批判は専門家にではなく、専門家が働かされている状況に向けられている。その状況が、臨床的な働き方（本書で私が手直しと呼んでいるもの）に制限をかけている。ケアしよう（Tudor Hart 2006）。

（14）　ミシェル・フーコーは、もう一つの別の場所である「ユートピア」（人が夢みるだろう理想的な善い場所）の代わりに「ヘテロトピア」という概念を提示した（Foucault 1986）。ヘテロトピアは別の価値を育てるのみならず、もともとの場所とは異なる評価の諸様式を保持している。フーコーは、見晴らし台としてのヘテロトピアを探すことで、そこから自分たち自身の場所を研究するよう、私たちに助言する。歴史が現在に新しい光を当ててくれるように、ヘテロトピアは、たとえば「西洋」をよりよく理解することを可能にする。人類学はこの点について大いに実験してきた。マリリン・ストラザーンの仕事についてはすでに紹介した（Strathern 1992）。哲学において、この方面で私の知るかぎりもっとも魅力的な試みは、フランソワ・ジュリアンの仕事であり、彼は中国思想をヘテロトピア的な別の場所として読むことで、ギリシア哲学を非常に独創的に再解釈している（Jullien 2000）。古典的な中国思想の学術的な解明と、現代のオランダにおける糖尿病のある日常生活を説明するためのフィールドワークは、明らかにあらゆる面で大きく異なるが、哲学に干渉する様式としては、関連している。

(15) いうまでもなく、たくさんの「ロジック」がすでに解明されつつある。ケアのロジックと共鳴する興味深い事例は、ダナ・ハラウェイの近年の仕事である。ハラウェイは、人と犬の関係性の詳細を、コンパニオンシップという観点から明示化しようとしているHaraway（2003（2013））。非人間の友情という概念について、コンパニオンともいえないような動物との関係にもとづいて展開している研究にBingham（2006）がある。

(16) 西洋を複雑な複合物とするアイデアは、社会理論において、さまざまな形態で流通している。たとえばローは、「秩序化の諸様式」が共在し、衝突したり干渉しながら、ともに「近代的な組織」を形成するさまを提示する（Law 1994）。あるいは、関与体制（régimes d'engagement）を研究するべきだという（そしてそのやり方を示すべきだという）Thévenot（2006）も参照せよ。英語による抄録にThévenot（2002）がある。

(17) 混ざり合うということが、本書でいう「ロジック」と「正義の領分」（Walzer 1983（1999））のあいだの著しい違いの一つのである。「正義の領分」は、地域のように、互いに隣接している。ロジックは干渉しあうかもしれない。そうかもしれないという事実は、ロジックが実践に埋め込まれていることと関連している。英語とヨルバ語における数え方ついての素晴らしい著作で、ヘレン・ヴェランは次のことを示した。二つの**思考法**としてアプローチすれば、両者は必ず衝突し、その場合どちらがよいかという問いを避ける方法は相対主義しかない。しかし、二つの数え方の**実践**としてアプローチすれば、さまざまな干渉や分業や横断やその他の組み合わせが可能になる。だとすると、引き続き共在できるのだ（Verran 2001）。

(18) 生態学と生態学的《エコロジカル》な問題は、明らかに、ある種のケアのロジックが直接関連するであろう領域の一つである。たとえばHinchliffe（2008）がある。ポイントは、より政治的なアプローチを犠牲にして、温かい母性的なケアを称揚することではないし、技術に背を向けることでもない。むしろ、政治や技術そのものに伴う物事を再構成することが重要である（see Latour & Weibel 2005; Barry 2001）。

（19）　この文脈において興味深いのは、「研究に従事する」という実践を、まるでケアの実践であるかのように（あるべきだというように）理論化しようとする試みである。研究は「純然たる事実（matters of fact）」を確立しようとするのではなく、「議論を呼ぶ事実（mattes of concern）」に取り組むべきだということが示唆されているのだろう（Latour 2004）〔ブリュノ・ラトゥール二〇一九『社会的なものを組み直す——アクターネットワーク理論入門』伊藤嘉高訳、法政大学出版局、二一六頁の訳文を参照した〕。このことは、ずっと以前の、臨床研究が自然科学の模範となりうるというシュタルンベルク研究グループの希望とも共鳴している。医療が「健康」を指向しているように、自然科学にも明白な規範的目的が必要であると、彼らは論じた（Böhme *et al.* 1978）。この文脈で、技術と私たちの関係を**愛**という観点から組み立てようというブリュノ・ラトゥールの嘆願を思い出すことも興味深い（Latour 1996）。

参照文献

Aerts, M. (1991) Just the Same or Just Different? a Feminist Dilemma, in J. Hermsen & A. van Lenning, eds, *Sharing the Difference: Feminist Debates in Holland*, London: Routledge, pp. 23–31

Akrich, M. & B. Pasveer (2000) Multiplying Obstetrics: Techniques of Surveillance and Forms of Coordination, *Theoretical Medicine and Bioethics*, vol. 21, 63–83

Akrich, M. & B. Pasveer (2004) Embodiment and Disembodiment in Childbirth Narratives, *Body & Society*, vol. 10, 63–84

Appadurai, A. (1986) *The Social Life of Things: Commodities in Cultural Perspective*, Cambridge: Cambridge University Press

Armstrong, D. (1983) *Political Anatomy of the Body: Medical Knowledge in Britain in the Twentieth Century*, Cambridge: Cambridge University Press

Armstrong, D. (2002) *A New History of Identity: A Sociology of Medical Knowledge*, Basingstoke: Palgrave

Arney, W. & B. Bergen (1984) *Medicine and the Management of the Living: Taming the Last Great Beast*, Chicago, IL: University of Chicago Press

Ashmore, M., M. Mulkay & T. Pinch (1989) *Health and Efficiency: A Sociology of Health Economics*, Milton Keynes: Open University Press

Ashton, J. (1994) *The Epidemiological Imagination*, Milton Keynes: Open University Press

Barbot, J. (2002) *Les Malades en mouvements: La médecine et la science à l'épreuve du sida*, Paris: Balland

Barnes, C., M. Oliver & L. Barton eds (2002) *Disability Studies Today*, Cambridge: Polity Press

Barry, A. (2001) *Political Machines: Governing a Technological Society*, London: Athlonc

Becker, H. (1953) Becoming a Marihuana User, *American Journal Sociology*, 59, 235–242

Berg, M. (1997) *Rationalizing Medicine: Decision Support Techniques and Medical Practices*, Cambridge, MA: MIT Press

Berg, M. & A. Mol eds (1998) *Differences in Medicine: Unraveling Practices, Techniques and Bodies*, Durham, NC: Duke University Press

Bingham, N. (2006) Bees, Butterflies, and Bacteria: Biotechnology and the Politics of Nonhuman Friendship, *Environment and Planning A* 38 (3), 483–498

Bliss, M. (1982) *The Discovery of Insulin*, Chicago, IL: University of Chicago Press

Böhme, G., W. v.d. Daele, R. Hohlfield, W. Krohn & W. Schäfer (1978) *Starnberger Studien l: Die gesellschaftliche Orientierung des wissenschaftlichen Fortschritts*, Frankfurt: Edition Suhrkamp

Boltanski, L. (1990) *L'Amour et la justice comme compétences*, Paris: Métalié

Bosk, C. (1979) *Forgive and Remember: Managing Medical Failure*, Chicago, IL: University of Chicago Press

Braak, E. ter (2000) *Insulin Induced Hypoglycemia and Glucose Counterregulations: Clinical and Experimental Studies*, Thesis: Utrecht University

Brah, A. & A. Coombes eds (2000) *Hybridity and Its Discontents: Politics, Science, Culture*, London: Routledge

Brown, N. & M. Michael (2003) Sociology of Expectations: Retrospecting Prospects and Prospecting Retrospects, *Technology*

Analysis and Strategic Management, vol.15 (1), 3–8

Burry, M. (2001) Illness Narratives: Fact or Fiction?, *Sociology of Health and Illness*, vol. 23, pp. 263–285

Callahan, D. & A. Wasunna eds (2006) *Medicine and the Market: Equity V. Choice*, Baltimore, MD: Johns Hopkins University Press

Callon, M. ed. (1998) *The Laws of the Market*, London: Blackwell

Callon, M. & V. Rabeharisoa (2004) Gino's Lesson on Humanity: Genetics, Mutual Entanglements and the Sociologist's Role, *Economy and Society*, vol. 33 (1), 1–27

Canguilhem, G. (1991) *The Normal and the Pathological*, New York: Zone Books

Canguilhem, G. (1994) *A Vital Rationalist*, New York: Zone Books

Chakrabarty, D. (2000) *Provincializing Europe: Postcolonial Thought and Historical Difference*, Princeton, NJ: Princeton University Press

Classen, C. (1993) *Worlds of Sense: Exploring the Senses in History and across Cultures*, London: Routledge

Cohn, S. (1997) Being Told What to Eat: Conversations in a Diabetes Day Centre, in P. Caplan ed., *Food, Health and Identity*, London: Routledge, pp. 193–212

Costera Meijer, I. (1991) Which Difference Makes the Difference? On the Conceptualization of Sexual Difference, in J. Hermsen & A. van Lenning eds, *Sharing the Difference: Feminist Debates in Holland*, London: Routledge, pp. 32–45

Coward, R. (1996) *Female Desire: Women's Sexuality Today*, London: HarperCollins

De Swaan, A. (1988) *In Care of the State: Health Care, Education and Welfare in Europe and America*, Cambridge: Polity Press

Dehue, T. (2005) History of the Control Group, in B. Everrit & D. Howel eds, *Encyclopedia of the Human Sciences*, vol. 2, 829–836

Despret, V. (2004) The Body We Care for: Figures of Anthropo-zoo-genesis, in *Body and Society*, vol. 10 (2–3), 111–134

Diedrich, L. (2005) A Bioethics of Failure: Anti-heroic Cancer Narratives, in M. Shildrick & R. Mykitiuk eds, *Ethics of the Body: Postconventional Challenges*, Cambridge, MA: MIT Press

Dodier, N. (1993) *L'expertise médical: Esai de sociologie sur l'exercise du jugement*, Paris: Métailié

Dodier, N. (1998) Clinical Practice and Procedures in Occupational Medicine: A Study of the Framing of Individuals, in M. Berg & A. Mol eds, *Differences in Medicine: Unraveling Practices, Techniques and Bodies*, Durham, NC: Duke University Press, pp. 53–85

Dodier, N. (2003) *Leçons politiques de l'épidémie de sida*, Paris: Éditions de l'École des Hautes Études en Sciences Sociales

Duden, B. (2002) *Die Gene im Kopf – der Fötus im Bauch*, Hanover: Offizin Verlag

Duster, T. (2003) *Backdoor to Eugenics*, New York: Routledge

Elias, N. (2000) *The Civilizing Process*, Oxford: Blackwell

Epstein, S. (1996) *Impure Science: Aids, Activism and the Politics of Knowledge*, Berkeley: University of California Press

Farmer. P, (2004) *Pathologies of Power: Health, Human Rights and the New War on the Poor*, Berkeley: University of California Press

Foucault, M. (1967) *Madness and Civilisation*, London: Tavistock

Foucault, M. (1974) *The Order of Things: An Archeology of the Human Sciences*, London: Tavistock

Foucault, M. (1976) *The Birth of the Clinic*, trans. A. Smith. London: Tavistock

Foucault, M. (1986) Of Other Spaces, *Diactrics*, vol. 6 (l). 22–27

Foucault, M. (1990) *Care of the Self: The History of Sexuality 3*, trans. R, Hurley, London: Penguin

Foucault, M. (1991) *Discipline and Punish*, trans. A. Sheridan. London: Penguin

Frank, A. (1991) *At the Will of the Body*, Boston, MA: Houghton Mifflin Company

Frank, A. (1995) *The Wounded Storyteller: Body, Illness and Ethics*, Chicago. IL: University of Chicago Press

Frank, A. (2004) *The Renewal of Generosity: Illness, Medicine and How to Live*, Chicago, IL: The University of Chicago Press

Frankenberg, R. (1993) Risk: Anthropological and Epidemiological Narratives of Prevention, in S. Lindenbaum & M. Lock eds, *Knowledge, Power and Practice*, Berkeley: University of California Press, pp. 219–244

Freidson, E. (2001) *Professionalism: The Third Logic*, London: Cambridge Polity Press

Feudtner, C. (2003) *Bittersweet: Diabetes, Insulin and the Transformation of Illness*, University of North Carolina Press

Gatens, M. (1996) *Imaginary Bodies: Ethics, Power and Corporeality*, London: Routledge

Gigerenver, G. *et al.* (1989) *The Empire of Chance: How Probability Changed Science and Everyday Life*, Cambridge: Cambridge University Press

Golledge, R. (1997) On Reassembling One's Life: Overcoming Disability in the Academic Environment, *Environment and Planning D: Society and Space*, 15, 391–409

Gomart, E. & A. Hennion (1999) A Sociology of Attachment: Music Amateurs, Drug Users, in J. Law & J. Hassard eds, *Actor Network Theory and After*, Oxford: Blackwell, pp. 220–247

Goodman, A., D. Heath & M. Lindee (2003) *Genetic Nature/Culture*, Berkeley: University of California Press

Goody, J. (1986) *The Logic of Writing and the Organization of Society*, Cambridge: Cambridge University Press

Greenhalgh, T. & B. Hurwitz (1998) *Narrative-Based Medicine*, London: BMJ Books

Hacking, l. (1990) *The Taming of Chance*, Cambridge: Cambridge University Press

Haeften T. van (1995) Acute complicatics — hypoglykemische ontregeling. in E. van Ballegooie & R. Heine eds, *Diabetes Mellitus*, Ultrecht: Wetenschappelijke Uitgeverij Bunge, pp. 142–150

Hahn, R. (1985) A World of Internal Medicine: Portrait of an Internist, in R. Hahn & A. Gaines eds, *Physicians of Western Medicine: Anthropological Approaches to Theory and Practice*, Dordrecht: Reidel Publishing Group, pp. 51–111

Hamington. M. & D. Miller eds (2006) *Socializing Care*, Oxford: Rowman & Littlefield

Haraway, D. (1997) *Modest Witness*, London: Routledge

Haraway, D. (2003) *The Companion Species Manifesto: Dogs, People and Significant Otherness*, Chicago, IL: Chicago University Press

Harbers, H., A. Mol & A. Stollmeijer (2002) Food Matters. Arguments for an Ethnography of Daily Care, *Theory, Culture and Society*, vol. 19 (5/6), 207–226

Healy, D. (2004) *The Creation Psychopharmacology*, Cambridge, MA: Harvard University Press

Hennion, A. (2001) Music Lovers: Taste as Performance, *Theory, Culture and Society*, vol. 18(5), 1–22

Herzlich, C. & J. Pierret (1984) *Malades d'hier, malades d'aujourd'hui*, Paris: Payot

Hinchliffe, S. (2008) Reconstituting Nature Conservation: Towards a Careful Political Ecology, *Geoforum*, vol. 39 (1), 88–97

Hirschauer, S. (1994) The Manufacture of Bodies in Surgery, *Social Studies of Science*, vol. 21, 279-319

Hirschauer, S. (2005) On Doing Being a Stranger: The Practical Constitution of Civil Inattention, *Journal for the Theory of Social Behaviour*, 35 (l), 41–67

Hirschauer, H. & A. Mol (1995) Shifting Sexes, Moving Stories: Constructivist/Feminist Dialogues, *Science, Technology and Human Values*, vol. 20, 368–385

Hoesset, E. (2003) *L'intelligence de la pitié*, Paris: Les Éditions du Cerf

Hoeyer, K. (2006) The Power of Ethics: A Case Study from Sweden on the Social Life of Moral Concerns in Policy Processes, *Sociology of Health and Illness*, vol. 28, 785–801

Howarth, D., A. Norval & Y. Stavrakakis eds (2000) *Discourse Theory and Political Analysis*, Manchester: Manchester University Press

Howell, S. ed. (1997) *The Ethnography of Moralities*, London: Routledge

Ingstad, B. & V. Christie (2001) Encounters with Illness: The Perspective of the Sick Doctor, *Anthropology and Medicine*, vol. 8,

201–210

James, S. (1999) *Passion and Action: The Emotions in Seventeenth Century Philosophy*, Oxford: Oxford University Press

Jullien, F. (2000) *Detour and Access: Strategies of Meaning in China and Greece*, New York: Zone Books

Kleinman, A. (1980) *Patients and Healers in the Context of Culture*, Berkeley: University of California Press

Kleinman, A., V. Das & M. Lock eds (1997) *Social Suffering*, Berkeley: University of California Press

Kondo, D. (1990) *Crafting Selves: Power, Gender, and Discourses of Identity in a Japanese Workplace*, Chicago, IL: University of Chicago Press

Kuriyama, S. (1999) *The Expressiveness of the Body: And the Divergence of Greek and Chinese Medicine*, New York: Zone Books

Laet, M. de & A. Mol (2000) The Zimbabwe Bush Pump: Mechanics of a Fluid Technology, *Social Studies of Science*, vol. 30, pp. 225–263

Lakoff, A. (2006) *Pharmaceutical Reason: Knowledge and Value in Global Psychiatry*, Cambridge: Cambridge University Press

Lakoff, G. & M, Johnson (1981) *Metaphors We Live By*, Chicago. IL: University of Chicago Press

Lakoff, G. & M. Johnson (1999) *Philosophy in the Flesh: The Embodied Mind and Its Challenge to Western Thought*, New York: Basic Books

Latour. B. (1988) *The Pasteurization of France*. Cambridge. MA: Harvard University Press

Latour, B. (1996) *Aramis or the Love of Technology*, Cambridge, MA: Harvard University Press

Latour, B. (2002) Morality and Technology: The End of the Means, *Theory, Culture & Society*, vol. 19 (5/6). 247–260

Latour, B. (2004) Why Has Critique Run out of Steam? From Matters of Fact to Matters of Concern. *Critical Inquiry*, vol. 30, 225–248

Latour. B. & P. Weibel eds (2005) *Making Things Public*, Cambridge, MA: MIT Press

Latour. B. & S. Woolgar (1979) *Laboratory Life: The Social Construction of Scientific Facts*, London: Sage Publications

LaVeist, T. ed. (2002) *Race, Ethnicity, and Health: A Public Health Reader*, Hoboker, NJ: Jossey-Bass

Law, J. (1994) *Organizing Modernity*, Oxford: Blackwell

Law, J. (2002) *Aircraft Stories: Decentering the Object in Technoscience*, Durham, NC: Duke University Press

Law, J. (2004) *After Method: Mess In Social Science Research*, London: Routledge

Law, J. & A. Mol (2002) Local Entanglements or Utopian Moves: An Inquiry into Train Accidents, in M. Parker ed., *Utopia and Organization*, Oxford: Blackwell Sociological Review, pp. 82–105

Lawrence, C. & S. Shapin eds (1998) *Science Incarnate: Historical Embodiments of Natural Knowledge*, Chicago, IL: University of Chicago Press

Lettinga, L. & A. Mol (1999) Clinical Specificity and the Non-generalities of Science: On Innovation Strategies for Neurological Physical Therapy, *Theoretical Medicine and Bioethics*, 1999, 517–535

Lifton, R. (1988) *The Nazi Doctors: Medical Killing and the Psychology of Genocide*, New York: Basic Books

Lin, W.-Y. (2005) *Bodies in Action: Multivalent Agency in Haemodialysis Practices*, Lancaster, PhD thesis

Lock, M, (2002) *Twice Dead: Organ Transplants and the Reinvention of Death*, Berkeley: University of California Press

Lock, M., A. Young & A. Cambriosio eds (2000) *Living and Working with the New Medical Technologies: Intersections of Inquiry*, Cambridge: Cambridge University Press

Lury, C. (1996) *Consumer Culture*, London: Routledge

Marks, H. (1997) *The Progress of Experiment: Science and Therapeutic Reform in the United States*, 1900–1990, Cambridge: Cambridge University Press

Martin, E. (2006) Pharmaceutical Virtue, *Medicine, Culture and Society*, vol. 30 (2), 157–174

Mauss, M. (1990) *The Gift*. trans. W. Halls. London: Routledge

M'charek, A. (2005) *The Human Genome Diversity Project: An Ethnography of Scientific Practice*, Cambridge: Cambridge University Press

Meneley, A. & D. Young eds (2005) *Auto-ethnographies: The Anthropology of Academic Practices*, Ontario: Broadview Press

Michael, M. (2006) *Technoscience and Everyday Life*, Milton Keynes: Open University press

Mintz, S. (1985) *Sweetness and Power: The Place of Sugar in Modern History*, London: Penguin

Mintz, S, (1996) *Tasting Food, Tasting Freedom: Excursions into Eating, Culture and the Past*, Boston, MA: Beacon Press

Mol, A. (1991) Wombs, Pigmentation and Pyramids. Should Anti-racists and Feminists Try to Confine Biology to Its Proper Place?, in A. van Lenning & J. Hermsen eds, *Sharing the Difference: Feminist Debates in Holland*, London: Routledge, pp. 149–163

Mol. A. (1998) Lived Reality and the Multiplicity of Norms: A Critical Tribute to George Canguilhem, *Economy and Society*, vol. 27, 274–284

Mol, A. (1999) Ontological Politics: A Word and Some Questions, in J. Law and J. Hassard eds, *Actor Network Theory and After*, Oxford: Blackwell, pp. 74–89

Mol, A. (2002a) *The Body Multiple: Ontology in Medical Practice*, Durham, NC: Duke University Press

Mol, A. (2002b) Cutting Surgeons, Walking Patients: Some Complexities Involved in Comparing, in J. Law and A. Mol eds, *Complexities*, Durham, NC: Duke University Press, pp. 218–257

Mol, A. & M. Berg (1994) Principles and Practices of Medicine: The Co-existence of Various Anemias, *Culture, Medicine and Psychiatry*, vol. 18, 247–265

Mol, A. & B. Elsman (1996) Detecting Disease and Designing Treatment: Duplex and the Diagnosis of Diseased Leg Vessels, *Sociology of Health and Illness*, vol. 18 (5), 609-631

Mol, A. & J. Law (1994) Regions, Networks and Fluids: Anemia and Social Topology, *Social Studies of Science*, 24, 641–671

Mol, A. & J. Law (2004) Embodied Action, Enacted Bodies: The Example of Hypoglycaemia, *Body & Society*, vol. 10 (2–3), 43–62

Moreira, T. (2004) Self, Agency and the Surgical Collective, *Sociology Health & Illness*, vol. 26 (1), 32–49

Moreira, T. (2006) Heterogeneity and Coordination of Blood Pressure in Neurosurgery, *Social Studies of Science*, vol. 36 (1), 69–97

Moreira, T. & P. Palladino (2005) Between Truth and Hope on Parkinson's Disease, Neurotransplantation and the Production of the Self, *History of the Human Sciences*, vol. 18 (3), 55–82

Morse, J., l. Bottoff, W. Neander & S. Sorberg (1992) Comparative Analysis of Conceptualizations and Theories of Caring, in J. Morse ed., *Qualitative Health Research*, Newbury Park, CA: Sage, pp. 69–89

Moser, I. (2006) Sociotechnical Practices and Differences: On the Interferences between Disability, Gender and Class, *Science, Technology and Human Values*, vol. 31 (5), 1–28

Murphy. R. (1990) *The Body Silent*, New York: W. W, Norton

Nabhan, P. (2006) *Why Some like It Hot: Food, Genes and Cultural Diversity*, Washington, DC: Island Press

Nestle, M. (2002) *Food Politics: How the Food Industry Influences Nutrition and Health*, Berkeley: University of California Press

Nussbaum, M & A. Sen eds (1993) *The Quality of life*, Oxford: Clarendon Press

Nye, A. (1990) *Words of Power: A Feminist Reading of the History of Logic*, London: Routledge

Okely. J. & H. Callaway (1992) *Anthropology and Autobiography*, London: Routledge

Oudshoorn, N. & T. Pinch eds (2005) *How Users Matter: The Co-Construction of Users and Technology*, Cambridge, MA: MIT Press

Parsons. T. (1951) *The Social System*, New York: Free Press

Pasveer, B. (1992) *Shadows of Knowledge: Making a Representing Practice in Medicine: X-ray Pictures and Pulmonary Tuberculosis, 1895–1930*, Amsterdam: PhD thesis

Petryna, A. (2002) *Lift Exposed: Biological Citizens after Chernobyl*, Princeton, NJ: Princeton University Press

Pickstone, J. (2000) *Ways of Knowing: A New History Science, Technology and Medicine*, Manchester: Manchester University Press

Pignarre, P. (1997) *Qu'est-ce qu'un médicament? Un objet étrange, entre science, marché et société*, Paris: Éditions La Découverte

Pols, J. (2003) Enforcing Patient Rights of Improving Care? The Interference of Two Modes of Doing Good in Mental Health Care, *Sociology of Health and Illness*, vol. 25 (4), 320–347

Pols, J. (2005) Enacting Appreciations: Beyond the Patient Perspective, *Health Care Analysis*, vol. 13, 203–221

Pols, J. (2006a) Accounting and Washing, *Science, Technology & Human Values*, vol. 31 (4) 409–430

Pols, J. (2006b) Washing the Citizen: Washing, Cleanliness and Citizenship in Mental Health Care, *Culture, Medicine and Psychiatry*, vol. 30, 77–104

Prior, L. (1989) *The Social Organization of Death: Medical Discourse and Social Practices in Belfast*, Houndsmills: Macmillan

Rabeharisoa, V. & M. Callon (1999) *Le Pouvoir des malades*, Presse de l'École de Mines

Rabinow, P. & N. Rose (2006) Biopower Today, *BioSocieties*, vol. 1, 195–217

Reiser, S. (1978) *Medicine and the Reign of Technology*, Cambridge: Cambridge University Press

Reiser, S. & M. Anbar eds (1984) *The Machine at the Bedside: Strategies of Using Technology in Patient Care*, Cambridge: Cambridge University Press

Rip, A., T. Misa & J. Schot eds (1995) *Managing Technology in Society: The Approach of Constructive Technology Assessment*, London: Thomson Learning

Robinson, F. (1998) *Globalising Care: Feminist Theory, Ethics and International Relations*, Boulder, CO: Westview Press

Rock, M. (2003) Sweet Blood and Social Suffering: Rethinking Cause-Effect Relationships in Diabetes, Distress, and Duress, *Medical Anthropology*, vol. 22 (2), 131–174

Rock, M. (2005) Figuring Out Type 2 Diabetes through Genetic Research: Reckoning Kinship and the Origins of Sickness, *Anthropology & Medicine*, vol. 12 (2), 115–127

Roney, L. (2000) *Sweet Invisible Body: Reflections on a Life with Diabetes*, New York: Owl Books

Sacks, O. (1984) *A Leg to Stand on*, London: Picador Books

Said. E. (1991) *Orientalism: Western Conceptions of the Orient*, London: Penguin

Santoro, E. (2004) *Autonomy, Freedom and Rights: A Critique of Liberal Subjectivity*, Dordrecht: Kluwer

Schwartz, B. (2004) *The Paradox of Choice: Why More Is Less*, London: HarperCollins

Scott, J. (1999) *Gender and the Politics of History*, New York: Columbia University press

Serres, M. (1997) *The Troubadour Knowledge*, trans. S. Glaser & W. Paulson, Ann Arbor: University of Michigan Press

Serres, M. (2007) *Parasite*, Minneapolis: University of Minnesota Press

Shakespeare, T. (2006) *Disability Rights and Wrongs*, London: Routledge

Shapin. S. (2000) Descartes the Doctor: Rationalism and its Therapies, *British Journal for the History of Science*, 33, 131–154

Shaw, R. (2000) Tok Af, Lef Af: A Political Economy of Temne Techniques of Secrecy and Self, in I. Karp & D.A. Masolo eds, *African Philosophy as Cultural Inquiry*, Bloomington: Indiana University Press, pp. 25–49

Smith, B. (1981) Black Lung: The Social Production of a Disease, *International Journal of Health Services*, 11, 343–359

Solnit, R. (2006) *Wanderlust: A History of Walking*, London: Verso

Ssorin-Chaikov (2006) On Heterochrony: Birthday Gifts to Stalin, 1949, *Journal of the Royal Anthropological Institute*, vol. 12, 355–375

Stacey, J. (1997) *Teratologies: A Cultural Study of Cancer*, London: Routledge

Stein, H. (1990) *American Medicine as Culture*, Boulder, CO: Westview Press

Stengers, I. (1998) *Power and Invention: Situating Science*, Minneapolis: University of Minnesota Press

Strathern, M. (1988) *The Gender of the Gift*, Berkeley: University of California Press

Strathern, M. (1992) *After Nature: English Kinship in the Late Twentieth Century*, Cambridge: Cambridge University Press

Strauss, A., S. Fagerhaugh, B. Suczek and C. Wiener (1985) *Social Organization of Medical Work*, Chicago, IL: University of Chicago Press

Struhkamp, R. (2004) Goals in Their Setting: A Normative Analysis of Goal Setting in Physical Rehabilitation, *Health Care Analysis*, vol. 12, 131–155

Struhkamp, R. (2005a) Patient Autonomy: A View from the Kitchen, *Medicine, Health Care and Philosophy*, vol. 8, 105–114

Struhkamp, R. (2005b) Wordless Pain: Dealing with Suffering in Physical Rehabilitation, *Cultural Studies*, vol. 19, pp. 701–718

Sunder Rajan, K. (2006) *Biocapital: The Constitution of Postgenomic Life*, Durham, NC: Duke University Press

Svare, H. (2006) *Body and Practice in Kant*, Dordrecht: Kluwer Academic Publishers

Taylor, J. (2005) Surfacing the Body Interior, *Annual Review of Anthropology*, 34, 741–756

Teil, G. (2004) *De la coupe aux lèvres: Pratiques de la perception et mise en marché des vins de qualité*, Paris: Octares

Thévenot, L. (2002) Which Road to Follow? The Moral Complexity of an Equipped Humanity, in J. Law & A. Mol eds, *Complexities: Social Studies of Knowledge Practice*, Durham, NC: Duke University Press, pp. 35–87

Thévenot, L. (2006) *L'Action au pluriel. Sociologie des régimes d'engagement*, Paris: Éditions La Découverte

Thomas, N. (1991) *Entangled Objects: Exchange, Material Culture and Colonialism in the Pacific*, Cambridge, MA: Harvard University Press

Thompson, C. (2005) *Making Parents: The Ontological Choreography of Reproductive Technologies*, Cambridge, MA: MIT

Press

Toulmin, S. (1998) How Medicine Saved the Life of Ethics, in J. DeMarco & R. Fox eds, *New Directions in Ethics: The Challenge of Applied Ethics*, London: Routledge and Kegan Paul, pp. 265–281

Tronto, J. (1993) *Moral Boundaries: A Political Argument for an Ethic of Care*, New York/ London: Routledge

Tudor Hart, J. (2006) *The Political Economy Health Care: A Clinical Perspective*, Bristol: Policy Press

Vallega-Neu, D. (2005) *The Bodily Dimension in Thinking*, New York: State of New York University Press

Varela, F. (2001) Intimate Distances: Fragments for a Phenomenology of Organ Transplantation, *Journal of Consciousness Studies*, vol. 8, 5–7

Verran, H. (2001) *Science and an African Logic*, Chicago, IL: University of Chicago Press

Vries, G. de & K. Horstman, eds (2007) *Genetics from Laboratory to Society*, Basingstoke: Palgrave Macmillan

Walzer, M. (1983) *Spheres of Justice: A Defense of Pluralism and Equality*, Oxford: Blackwell

Watson, J. & M. Caldwell eds (2005) *The Cultural Politics of Food and Eating*, Oxford: Blackwell

Weisz, G. ed. (1990) *Social Science Perspectives on Medical Ethics*, Dordrecht: Kluwer Academic Publishers

Willems, D. (1998) Inhaling Drugs and Making Worlds: The Proliferation of Lungs and Asthmas, in M. Berg & A. Mol eds, *Differences in Medicine: Unraveling Practices, Techniques and Bodies*, Durham, NC: Duke University Press

Willems, D. (2002) Managing One's Body Using Self-management Techniques: Practicing Autonomy, *Theoretical Medicine and Bioethics*, vol. 31 (l), 23–38

Winance, M. (2006) Trying Out the Wheelchair: The Mutual Shaping of People and Devices through Adjustment, *Science, Technology & Human Values*, vol. 31 (l), 52–72

Woolgar, S. (1991) Configuring the User: The Case of Usability Trials, in J. Law ed., *A Sociology of Monsters*, London: Routledge, pp. 57–102

Wright, P. & A. Treacher eds (1982) *The Problem of Medical Knowledge: Examining the Social Construction of Medicine*, Edinburgh: Edinburgh University Press

Xperiment! (2005) What Is a Body/a Person? Topography of the Possible, in B. Latour & P. Weibel eds, *Making Things Public*, Cambridge, MA: MIT Press, pp. 906–909

【日本語訳】

ウォルツァー、M.（一九九九）『正義の領分——多元性と平等の擁護』山口晃訳、而立書房。（Walzer 1983）

エルズリッシュ、C.&J・ピエレ（一九九二）『〈病人〉の誕生』小倉孝誠訳、藤原書店。（Herzlich and Pierret 1984）

カンギレム、G.（二〇一七）『正常と病理』滝沢武久訳、法政大学出版局。（Canguilhem 1991）

クラインマン、A.（一九九二）『臨床人類学——文化のなかの病者と治療者』大橋英寿・遠山宜哉・作道信介・川村邦光訳、弘文堂。（Kleinman 1980）

クラッセン、C.（一九九八）『感覚の力——バラの香りにはじまる』陽美保子訳、工作舎。（Classen 1993）

グリーンハル、T.&B・ハーウィッツ（二〇〇一）『ナラティブ・ベイスト・メディスン——臨床における物語りと対話』斎藤清二・岸本寛史・山本和利訳、金剛出版。（Greenhalgh and Hurwitz 1998）

サイード、E.（一九九三）『オリエンタリズム上・下』今沢紀子訳、平凡社。（Said 1991）

サックス、O.（一九九四）『左足をとりもどすため』金沢泰子訳、晶文社。（Sacks 1984）

シュワルツ、B.（二〇一二）『なぜ選ぶたびに後悔するのか——オプション過剰時代の賢い選択術』瑞穂のりこ訳、武田ランダムハウスジャパン。（Schwartz 2004）

スコット、J.W.（二〇〇四）『ジェンダーと歴史学』荻野美穂訳、平凡社ライブラリー。（Scott 1999）

スンダー・ラジャン、K.（二〇一一）『バイオ・キャピタル——ポストゲノム時代の資本主義』塚原東吾訳、青土社。

（Sunder Rajan 2006）
セール、M.（一九八七）『バラジット——寄食者の論理』及川馥・米山親能訳、法政大学出版局。（Serres 2007）
——（一九九八）『第三の知恵』及川馥訳、法政大学出版局。（Serres 1997）
ソルニット、R.（二〇一七）『ウォークス——歩くことの精神史』東辻賢治郎訳、左右社。（Solnit 2006）
ナブハン、G.P.（二〇〇五）『辛いもの好きにはわけがある——美食の進化論』栗木さつき訳、ランダムハウス講談社。（Nabhan 2006）
ヌスバウム、M&A・セン（二〇〇六）『クオリティー・オブ・ライフ——豊かさの本質とは』竹友安彦（監修）、水谷めぐみ訳、里文出版。（Nussbaum and Sen 1993）
ネスル、M.（二〇〇五）『フード・ポリティクス——肥満社会と食品産業』三宅真季子、鈴木眞理子訳、新曜社。（Nestle 2002）
パーソンズ、T.（一九七四）『社会体系論（現代社会学体系14）』佐藤勉訳、青木書店。（Parsons 1951）
ハッキング、I.（一九九九）『偶然性を飼いならす——統計学と第二次科学革命』石原英樹・重田園江訳、木鐸社。（Hacking 1990）
ハラウェイ、D.（二〇一三）『伴侶種宣言：犬と人の「重要な他者性」』永野文香訳、以文社。（Haraway 2003）
フーコー、M.（一九六九）『臨床医学の誕生——医学的まなざしの考古学』神谷美恵子訳、みすず書房。（Foucault 1976）
——（一九七四）『言葉と物——人文科学の考古学』渡辺一民・佐々木明訳、新潮社。（Foucault 1974）
——（一九七五）『狂気の歴史——古典主義時代における』田村俶訳、新潮社。（Foucault 1967）
——（一九七七）『監獄の誕生——監視と処罰』田村俶訳、新潮社。（Foucault 1991）
——（一九八七）『自己への配慮』田村俶訳、新潮社。（Foucault 1990）
——（二〇一三）『ユートピア的身体／ヘテロトピア』佐藤嘉幸訳、水声社。（Foucault 1986）

フランク、A.（一九九六）『からだの知恵に聴く——人間尊重の医療を求めて』井上哲彰訳、日本教文社。（Frank 1991）

——（二〇〇二）『傷ついた物語の語り手——身体・病い・倫理』鈴木智之訳、ゆみる出版。（Frank 1995）

ブリス、M.（一九九三）『インスリンの発見』堀田饒訳、朝日新聞。（Bliss 1982）

ペトリーナ、A.（二〇一六）『曝された生——チェルノブイリ後の生物学的市民』粥川準二（監修）、森本麻衣子・若松文貴訳、人文書院。（Petryna 2002）

マーフィー、R.（二〇〇六）『ボディ・サイレント』辻信一訳、平凡社ライブラリー。（Murphy 1990）

ミンツ、S.（一九八八）『甘さと権力——砂糖が語る近代史』川北稔・和田光弘訳、平凡社。（Mintz 1985）

モース、M.（二〇一四）『贈与論——他二篇』森山工訳、岩波文庫。（Mauss 1990）

モル、A.（二〇一六）『多としての身体——医療実践における存在論』浜田明範・田口陽子訳、水声社。（Mol 2002）

レイコフ、G.&M・ジョンソン（一九八六）『レトリックと人生』渡部昇一・楠瀬淳三・下谷和幸訳、大修館書店。（Lakoff and Johnson 1981）

——（二〇〇四）『肉中の哲学——肉体を具有したマインドが西洋の思考に挑戦する』計見一雄訳、哲学書房。（Lakoff and Johnson 1999）

事項索引

＊索引は事項と人名に分けてある。

ア行

カ行

サ行

マ行

ヤ行

ラ行

人名索引

ア行

カ行

サ行

タ行

ナ行

ハ行

マ行

ラ行

ワ行

訳者あとがき

本書は、Annemarie Mol, *The logic of care: Health and the problem of patient choice*, Routledge, 2008 の全訳である。本書は、オランダ、アムステルダム大学の人類学教授であり、人類学・哲学・科学技術社会論を中心とした学際的な研究者であるアネマリー・モルの二冊目の単著である。その他の著作や研究プロジェクトについてはアムステルダム大学のウェブサイトに掲載されている（https://www.uva.nl/profiel/m/o/a.mol/a.mol.html）。また、著者の略歴や日本語訳出版の経緯については、同じ訳者による前著『多としての身体――医療実践における存在論』（二〇一六 水声社）の「訳者あとがき」で述べたので、そちらを参照いただきたい。

本書はまず『ケアのロジック――能動的な患者と選択の限界』と題してオランダ語で書かれたものだが（*De logica van het zorgen: Actieve patiënten en de grenzen van het kiezen*, Van Gennep, 2006）、「謝

辞」で触れられているように、英語版は「国際的」な読者に向けて著者の手で書き換えられている。日本語版については、オランダ語には依拠せず、英語のみから翻訳した。ただし副題については著者とも相談のうえ、オランダ語版を参考にしながら、伝わりやすい日本語に変更した。

翻訳にあたっては、プロローグと第一章から第三章までを浜田が、第四章から第六章と謝辞、日本語版への序文を田口が下訳し、その後互いの訳文を確認していくという方法をとった。著者のアネマリー・モルさんには、前回に引き続き訳文についての質問に丁寧に答えていただき、困難な時期の難しい依頼にもかかわらず、日本語版への序文も執筆いただいた。宮地純一郎さん（浅井東診療所）は、訳文に目を通し、医師の視点から重要で的確なコメントをくださった。京都大学の梶丸岳さんには中医学の概念についてアドバイスをいただいた。また、水声社の村山修亮さんには、本書の企画を前任者から引き継いでから、精力的かつきめ細やかに翻訳作業をサポートしていただいた。記して感謝する。

＊＊＊

モルは、前著『多としての身体』で、オランダの大学病院を舞台に、動脈硬化という一つの疾病が多でもあるという存在論を論じた。その議論に沿うと、動脈硬化が一つの客体であることが真だとはいえなくなる。だとすると、何が「真」であるかではなく、何をするのが「善い」のかという問題が浮上する。こうして『多としての身体』の最終章では、市場や市民の領域における（所与の物事を選ぶという）「選択」を医療現場に持ち込むことの限界が示された。さらには（患者や医師など）誰が選ぶ主体なのかという「〈誰〉の政治」ではなく、「何をすべきか」を問う「〈何〉の政治」に焦点を当てた「善き生」の探究が呼びかけられた。真実と善、技術と道徳が絡みあう不確実な世界を、私たちは「疑い」とともに生きていかなければならない。では、どうすればいいのだろう？　本書は、ケアする実践に着目することで、前作で開かれた問いに取り組んでいる。

子どもを持つのか、そのために不妊治療を受けるのか、妊娠したら出生前診断を受けるのか、中絶するのか？　病気になったとき、どの治療法や薬剤や器具を選ぶのか？　リベラルな社会において、自らの身体にかかわる事柄は、国家や家長や専門家に強制されるべきではなく、十分に説明を受けた個人が、自らの責任で主体的に選択するべきだとされる。医療における「患者の選択」は、長らく理想として掲げられてきた。しかし本書でモルは、こうした「選択のロジック」は、「善き生」のためのケアとは、ときに衝突するものだという。本書は、今日広く受け入れられている「選択のロジック」を参照点としながら、「ケアのロジック」を明示していく。ここでいう「ロジック」は、合理的で一貫した規則を示すものではない。モルは、ローカルで雑多な実践のなかに浮かび上がってくる何らかのまとまりやスタイルのことを「ロジック」と呼んでいる。実践のなかのある種の一貫性は、「必ずしも実践にかかわる人たちにとって自明ではないし、言語化された形で利用可能ですらない」（本書四一頁）。モルは、病気とともに生きる人びと、つまりは能動的な患者《アクティブ・ペイシャント》である私たちみんなが、さまざまな場所で活用できるように、「ケアのロジック」を言語化することを試みた。

本書の記述は、オランダの中規模都市にある大学病院（Z病院）の糖尿病外来におけるフィールドワークを軸としながら、広告の分析や概念の歴史、筆者の個人的な体験などさまざまな物語によって構成されている。モルは、糖尿病とともに生きる人びとに注意を向けながらも、人びとにとっての出来事を描写したり、人びとの解釈を提示するのではなく、自らの解釈を加えることで、日々の実践のなかから「善いケア」を抽出することを目指したという。本書は、前半でまず、「選択のロジック」のなかの消費者版と市民版が明示される。後半では、医療の現場における事実と価値や目的と手段や個人と集団といったさまざまな二項対立が、「ケアのロジック」という観点から読み替えられていく。そして最終章では、道徳をキーワードに本書をまとめながら、能動的な患者を中心に据えたヘルスケアの改善と、本書の「翻訳」可能性が提示される。

＊＊＊

『多としての身体』で、モルは、真実のかわりに（複数の）善が世界の表舞台に現れたと述べていた。しかしこれは、真実（事実）と善（道徳）を対立的に捉えたうえで、道徳によって事実が追いやられたという意味ではない。事実を成り立たせている技術的な詳細（たとえば病気の診断や実験方法や医療制度）は、さまざまな価値にもとづいた実践の積み重なりなのである。『ケアのロジック』の最終章でも、モルはやはり「実践における善（the good in practice）」あるいは「行為のなかの／制作中の道徳（morality in action）」に立ち戻っている。ケアのロジックのポイントは、事実と価値が切り分けられないことだが、モルが繰り返し丁寧に説明を試みていることからも、この点はなかなか理解されにくいことだと想定される。理由の一つは、ケアのロジックにおける道徳や善が、公と私、個人と集団といった社会の枠組みにおさまらないからであろう。

選択のロジックの二つのヴァージョンは、近代西洋における公と私の領域に対応している。二つの領域を行き来するのは、自律した個人である。個人は、別の個人とは切り離されたうえで、固有の意志や欲望を持ち、そのまとまりが継続するものだとされる。だからこそ、ある瞬間にある選択をしたことの帰結は、個人の責任とされる。

リベラルな社会における個人は、公私の領域に応じて、市民や消費者になる。今日の市民は、選挙で投票して自分たちの代表を選ぶことができる。公的な事柄を決めるさい、啓蒙されたブルジョア市民は、私的な事柄を家に置いておくことで、私益の追求ではなく公益のために選択することができるとされる。一方、消費者は、私的な領域において、自分の欲しいものを自分の判断で買うことができる。これらは、人びとが領主から自由になり、私有財産を有し、自らを統治することができるようになった近代社会の前提である。このように、幅広く市場での個人・アクターを指す用語として、本書では原文の customer を（日本語ではより文脈が限定される）「顧客」ではなく「消費者」と訳した。

リベラルな社会においては、公的な領域でも私的な領域でも、個人が自由に「選択する」ことに至上の価値が与えられている。このことをモルは「道徳（morality）」という言葉で表現している。英語の moral や morality の訳語として、近年の人類学の著作では「モラル」や「モラリティ」とカタカナ表記されることも多い。これには、morality の訳語としての「道徳」に含まれる近代西洋的な意味合い（社会全体で共有された規範であり、物理的ではなく精神的なもの）から離れるため、あるいは日本語の「道徳」が持つこれもまた独自の負荷（たとえば教科としての道徳に代表されるような国家主義・全体主義的な思想）から逃れるためだと考えられる。ただし本書では、モルがあえて「道徳」や「善悪」という規範的な用語を用いながら従来の枠組みを揺るがそうとしている意図をくむため、また日本語の「道徳」の持つ意味を拡張させるためにも、この訳語を選んだ。

モルが示す選択のロジックにおける道徳は、近代西洋の一般的な道徳の用法に近いものであろう。選択の道徳の第一の層では、自律と平等が善であり、抑圧が悪である（本書一六三頁）。ここでも市民と消費者に求められるものは異なる。私的な領域における消費者は、自分の信念や欲望にもとづいて、意見を表明せずとも（むしろ何も言わないほうがいい）好きなものを選べばいい。一方で市民は、公共の場で意見を主張し討議することによって、何が善いのかについて集団内での調整を行う。ただし、モルが強調するのは、二つのヴァージョンに共通する道徳の基層が、価値判断を下すことにあるということである。道徳的な逡巡は、身体的・技術的な詳細から切り離されたうえで、

<table>
<tr><th colspan="2">善</th><th>悪</th></tr>
<tr><td colspan="2">自律と平等</td><td rowspan="3">抑圧</td></tr>
<tr><td>公的・市民</td><td>私的・消費者</td></tr>
<tr><td>討議による
意見調整</td><td>信念にもとづく
自由</td></tr>
<tr><td colspan="3">価値判断を下すこと
（道徳的な決着をつけてから，行為を行う）</td></tr>
</table>

選択の道徳

<table>
<tr><th>善</th><th>悪</th></tr>
<tr><td>気配りと具体性</td><td>放置</td></tr>
<tr><td colspan="2">実践すること
（善悪を含むこみ，そこから善悪が生まれる連続的な行為）</td></tr>
</table>

ケアの道徳

決断を下す瞬間にまとめられる。そして、個人が意思に基づいてなんらかの選択を行ったあとに具体的な行為がついてくるという、直線的な時間軸が想定されている。

ケアのロジックは、患者が失敗したとしても、個人に責任を負わせ、道徳的に非難することには否定的である。自己懲罰は自己のケアとは相入れない。しかし、ケアのロジックは反道徳ではなく（実際モルは執拗なほどに粘り強く、読者である「あなた」に「善く」あるように語りかけてくる）、別の形で道徳を提示している。

ケアの道徳では、気配りと具体性が善であり、放置《ネグレクト》が悪である。モルはそのように語りながらも、ケアの道徳における核心は、実践にあるとする。そして、善悪の基準は行為のなかに含みこまれており、また行為することによってあらたに善悪の定義が生じていくのだという。「ケアのロジックにおいて道徳的な核となる行為は、価値判断を行うことではなく、実践に従事することである。そこには一つの層しかない」（本書一六三頁）。したがって、気配りが善であるとしても、実際の行為において何が気配りで何が放置になるのかは、行為の前に決まっているわけではない。ケアの道徳には、選択する瞬間のような切り離された領域はなく、善悪を含みこんだ実践を行うことでまた善悪が生まれていくような、継続的・慢性的なプロセスがある。こうして、ケアの道徳は、ある人の身体や行為や環境に埋め込まれていながら、身体や行為や環境に応じて変化していく。

ケアの道徳にとって重要なのは、公と私、ひいては集団と個人の枠組みから逃れることである。通常考えられるように、公共善のために個人を犠牲にするだとか、あるいは集団の流れに逆らってでも個人の信条としての道徳を守る、といった枠組みでは、ケアの道徳は捉えられない。ケアの道徳を捉えるためには、個人とは異なる人間像が必要とされている。

選択の道徳は、自律した個人が勝ち取った自由である。その一方で、糖尿病とともにある人が糖尿病のない生活を選ぶ選択肢がないように、私たちは誰も完全に自由ではない。やりたいことを何でも好き放題にはできないし、すべての望みは叶わない。しかし、私たちは「能動的」でないわけではない。能動的な患者としての実践には、より広く「生きている」ということ――おいしいものを食べること、食事のカロリー計算をすることから、食物を噛むこと、消化すること、また糖を燃やすことまで――が含まれる。患者の生は、自由な精神だけではなく、ケアチームや栄養や血糖値測定器やインスリンからできている。

加えて、ばらばらの個人が集まって集団を形成するという近代社会理論の想定とは異なり、ケアのロジックは「集団から始まる」（本書一三四頁）。本書では、診断名を共にする集団、遺伝上の親族、習慣を共にする人びとなど、異なるレベルの集団が登場する。患者に糖尿病をもつ家族がいるかどうかを聞くときは、遺伝子プールを問題にしている。一方で、「食べるのが好き」な家族で育つことや、接待を含む営業を行うことは、特定の習慣を共有した集団に属していることを意味する。「血のつながり」に留まらず、さまざまな集団が私たちの身体の一部に入り込み、身体を形成している。

とはいえ、個人がそれぞれの属する集団に還元されるわけではない。むしろ現実には、個人と集団は相互に影響を与え合うことで、さまざまな個人化と集団化が生じているし、両者は相互包含関係にある。たとえば、人口単位での病気の影響を考慮するときは個人の症例を数えるが、個人の病気の診断基準には人口集団の傾向（疾病の発生頻度などの疫学的知識）が入り込んでいる。さらに、ケアのロジックでは、人種や性別といった慣習的・便宜的な集団よりも、よりこまやかなカテゴリー化が求められる。（人種ではなく）二型糖尿病遺伝子を有する集団と有さない集団、（性別ではなく）月経のある人びととない人びとといったように。このように、個人を前提にするのではなく、複数の、重なり合う、またその都度調整されうるさまざまな個と集合性を捉えることで、道徳をイメージしなおすこともできるかもしれない。

モルは、本書のなかで描かれているケアのロジックがオランダにおける糖尿病のケアとセルフケアという、特定の場所・特定の領域で見いだされたものであることを強調している。それはまた、西洋で培われてきた理想でもあると述べられている。だから、本書で描かれていることは、いつでもどこでも普遍的に適応できるものではない。しかし同時にモルが強調しているのは、そうであるからこそ、ケアのロジックは異なる時代、異なる場所、異なる状況においても、異なるヴァージョンとして見出すことができうるということである。このことは、本書の最終章である六章の最後の節でも、「翻訳」という言葉を用いて雄弁に語られている。

＊＊＊

本書の翻訳作業を行っているとき、日本でも選択のロジックが支配的になりすぎているのではないかという思いを強くするいくつかの出来事があった。そんなとき、私（浜田）は、自分の作業の遅れで本書の出版が遅れていることを十分に自覚しながらも、本書を早く日本の読者に届けなければならないという焦燥感に捉われていた。なかでも、特に真剣に検討する必要があると考える二つの出来事がある。一つは、毎日新聞が二〇一九年に報じた東京都の公立福生病院における人工透析中止の問題で、もう一つはこの訳者あとがきを書いている現在も世界中で猛威を振るっている新型コロナウイルス感染症（COVID-19）への対応である。前者は、本書の内容とより直接的に関係しており、後者は本書の内容から少し距離のある問題である。しかし、いずれの出来事も、選択のロジックだけにもとづくのではなく、ケアのロジックという発想を取り入れることでより善い生をつなぐことができるようになる可能性を強く示唆している。

二〇一九年三月七日に毎日新聞が報じた記事（web版）によると、東京都の公立福生病院で人工透析治療を受けていた四四歳の女性が外科医から提示された人工透析治療を中止するという選択を行った後、一週間後に死亡した。このさい、外科医らは「透析を受けない権利を患者に認めるべきだ」という信念を持っていたという。さらに、四月一六日の後追い記事によると、同様の経緯で透析を中止した患者五名のうち四名が死亡しており、また、終末期ではない患者に透析治療を開始しない選択肢を提示した後に、二〇名の患者が死亡したとされる。二四名の死亡者のうち二一名については、透析治療を行わないことについての同意書も確認できなかったという。その後、七月二日には、日本透析医学会が透析中止の選択肢を終末期以外の患者にも提示することを許容する形でガイドラインを改定する方針を打ち出したと報道されている。

この一連の出来事において、患者には治療を継続するかどうかを選択する権利があり、それが十分に確保されることが善きことなのだという主張が公立福生病院や日本透析医学会によってなされている。これは、明らかにモルが指摘するところの選択のロジックにのっとったものである。患者には自らの生のあり方について他の人びとと同様に選択する権利があり、自らの選択について他の人からあれこれ言われる筋合いはないということだろう。しかしながら、モルはケアのロジックについて議論していくなかで、このような支配‐自由という対立軸で議論を展開することの問題点を指摘している。つまり、支配されることに比べれば自由に選択することははるかにましであるが、ヘルスケア（やその他の実践）についてその軸で議論しつづけることには明確な弊害があるというのである。

モルは、支配‐自由という対立軸を変化させ、ケア‐ネグレクトという対立軸を設定し直す。「自由に選択してもよい。ただしその結果についての責任はすべて患者が負うべきだ」というのは、選択する権利を奪われるよりはましかもしれないが、同時にケアすべき対象をネグレクトしているだけなのではないかというのである。ネグレクトに比べればケアははるかに素晴らしい理想となる。自由や選択の素晴らしさばかりが称揚される現代社会において、本書でモルが描き出す善いケアの特徴、例えば「患者の状況を改善するための、あるいは、それが悪化しないようにするための、落ち着いた、持続的で、そうでありながら寛大な努力」（本書六二頁）は、いつでもどこでも選択肢を与えておけばそれで十分なのだというような大雑把な行動指針から距離を取り、個別性の高い具体的な場面において私たちが他者にどのように波長を合わせ、また、関与していくのかについての新たな指針を提示してくれている。

私は、日本においても、ヘルスケアやその他の場面においてモルがケアのロジックとして描き出したような指針に基づいた実践がすでに行われていることに確信を持っているが、本書におけるモルの丁寧な記述が、そのような実践を後ろから支える根拠を提供し、また、さらに洗練させていくための助けになると考えている。そうすることで、私たちの日々の生活が今よりも少しでもましな形になっていくことを願っている。多くの人に本書を手に取っていただきたい理由である。

しかし、このような私のナイーブな願いは、もはやすべて壊されてしまっていると考える人もあるかもしれない。COVID-19の世界的な流行、パンデミックによってである。改めて説明するまでもないが、この感染症は、毒性こそそれほど強くないが、気づかないうちに非常に多くの人に感染することで重傷者に対するケアが行き届かなくなる医療崩壊を引き起こすとされる。二〇二〇年四月現在、全世界で数十万人の命を奪っており、最終的な死者数がどこまで増えるのかは予断を許さない状況にある。

このCOVID-19への対応として世界的に注目を集めているのは、社会的疎隔措置（social distancing）と呼ばれる、人間同士の接触機会（人数と回数）を可能な限り減らそうというものである。この目的を達成するために、各国政府は都市封鎖や外出禁止令や緊急事態宣言や自宅待機要請などを打ち出している。日本でも、感染拡大のペースが増大してきた二〇二〇年三月中旬以降、流行を抑えるためにより強固な措置を政府が出すべきだという論調が見られるようになった。この社会的疎隔措置がCOVID-19のようなタイプの感染症に有効であることは論を待たない。しかしながら、本書の議論を経由したうえで改めて考えてみると、政府が強い措置をとるかどうかという選択にすべてをゆだねてしまうことには限界があるようにも見えてくる。

本書のなかでモルが繰り返し強調していることの一つに、それぞれの場面における具体的な細部の多様性がある。社会的疎隔措置は、ある特定の地域に一律的に課される。そのさい、個々人が経験している日常生活の具体性や個別性は等閑視されている。テレワークが推奨されたとしても、すべての職種が同様にテレワークをできるわけではない。美容師や理容師は感染リスクの高い職種だとされるがテレワークは不可能である。家族で生活していれば大きな冷凍庫が家にあって買い物の回数を減らせるかもしれないが、一人暮らしの学生はそれほど大きな冷蔵庫を下宿に置いていないかもしれない。外出や人との接触を減らすと一口に言っても誰もが同じように実践できるわけではない。しかしながら、社会的疎隔措置が行動変容という言葉で言い換えられていることからもわかるように、問題になっているのは政府がどのような政策を選択するのかではなく、個々人がどのように日常生活を再調整するのかである。政府の選択はその再調整を一定の方向に導くための環境の調整の一つのあり方に過ぎない。当然、他の手段も存在しうる。

私は、モルの描き出すケアのロジックはこの日常生活の再調整を行う際の指針にもなりうると考えている。特に、本書の五章でモルが「健康的な行動か、助けになる環境か」という節を設けて議論している内容は、糖尿病とともに生きる人びとだけでなく、パンデミックの影響下にあるすべての人（感染している人だけでなく、行動変容を求められているすべての人）にとって、重要な示唆を与えうる。モルは、公衆衛生キャンペーンが人びとに健康的な行動をとるように説得しようとすることの限界を指摘している。それは、人びととの生活の具体性や個別性を無視しているし、集団レベルでの健康指標の改善が個々人にとってはそれほど魅力的ではないこともあるからだ。モルは、情報提供を通じた説得のかわりに、人びとが共有している生活環境に手を加えることこそが集団に対する善いケアにつながると指摘している。例えば、人びとがより容易く運動を楽しめるような施設を都市に張り巡らせることがこれにあたる。

この生活環境の改編は、感染症対策における措置や院内感染を防ぐための備えといったきめ細やかな対応とも通じている。このような生活環境の改編をそれぞれの現場できめ細やかに実施していくことがCOVID-19の感染を防ぐためにも必要となってくる。パンデミックを生きる際にも、ケアのロジックがやはり必要とされる理由の一つがここにある。

二〇二〇年四月二〇日

田口陽子
浜田明範

参照文献

毎日新聞 web 版、二〇一九年三月七日「医師から「透析中止」の選択肢　最後まで揺れた女性の胸中　〝自己決定〟と言えるのか」
毎日新聞 web 版、二〇一九年四月一六日「透析中止、１０件不備　都が指導　同意書など保存されず」
毎日新聞 web 版、二〇一九年七月二日「透析導入せず「死」の選択肢を提示　学会新指針、患者家族に波紋」

著者／訳者について——

アネマリー・モル（Annemarie Mol）　一九五八年、オランダ、シャースベルフに生まれる。アムステルダム大学教授。人類学者、哲学者。主著に、*The Body Multiple: Ontology in Medical Practice*, Duke University Press, 2002〔邦訳：『多としての身体——医療実践における存在論』（浜田明範・田口陽子訳、水声社、二〇一六）〕、共編著に、*Difference in Medicine: Unraveling Practices, Techniques, and Bodies*, Duke University Press, 1998、*Care in Practice: On Tinkering in Clinics, Homes and Farms*, Transcript Verlag, 2011 などがある。

＊

田口陽子（たぐちようこ）　一九八〇年、広島県に生まれる。一橋大学大学院社会学研究科博士後期課程単位取得退学。博士（社会学）。専門は文化人類学、南アジア地域研究。現在、県立広島大学新大学設置準備センター准教授。著書に、『市民社会と政治社会のあいだ——インド、ムンバイのミドルクラス市民をめぐる運動』（水声社、二〇一八）、訳書に、デボラ・ジニス『ジカ熱——ブラジル北東部の女性と医師の物語』（共訳、水声社、二〇一九）などがある。

浜田明範（はまだあきのり）　一九八一年、東京都に生まれる。一橋大学大学院社会学研究科博士後期課程単位取得退学。博士（社会学）。専門は医療人類学、アフリカ地域研究。現在、関西大学社会学部社会システムデザイン専攻准教授。著書に、『薬剤と健康保険の人類学——ガーナ南部における生物医療をめぐって』（風響社、二〇一五）、訳書に、マリリン・ストラザーン『部分的つながり』（共訳、水声社、二〇一五）などがある。

装幀——宗利淳一

ケアのロジック——選択は患者のためになるか

二〇二〇年七月二〇日第一版第一刷発行　二〇二二年六月二〇日第一版第二刷発行

著者——アネマリー・モル

訳者——田口陽子・浜田明範

発行者——鈴木宏

発行所——株式会社水声社

東京都文京区小石川二—七—五　郵便番号一一二—〇〇〇二

電話〇三—三八一八—六〇四〇　FAX〇三—三八一八—二四三七

［**編集部**］横浜市港北区新吉田東一—七七—一七　郵便番号二二三—〇〇五八

電話〇四五—七一七—五三五六　FAX〇四五—七一七—五三五七

郵便振替〇〇一八〇—四—六五四一〇〇

URL : http://www.suiseisha.net

印刷・製本——ディグ

ISBN978-4-8010-0504-4

叢書　人類学の転回

非‐場所――スーパーモダニティの人類学に向けて　マルク・オジェ　二五〇〇円
メトロの民族学者　マルク・オジェ　二〇〇〇円
自然と文化を越えて　フィリップ・デスコラ　四五〇〇円
反政治機械――レソトにおける「開発」・脱政治化・官僚支配　ジェームズ・ファーガソン　五〇〇〇円
経済人類学――人間の経済に向けて　クリス・ハン＋キース・ハート　二五〇〇円
流感世界――パンデミックは神話か？　フレデリック・ケック　三〇〇〇円
法が作られているとき――近代行政裁判の人類学的考察　ブルーノ・ラトゥール　四五〇〇円
変形する身体　アルフォンソ・リンギス　二八〇〇円
暴力と輝き　アルフォンソ・リンギス　三二〇〇円
わたしの声――一人称単数について　アルフォンソ・リンギス　三二〇〇円
フレイマー・フレイムド　トリン・T・ミンハ　四〇〇〇円
多としての身体――医療実践における存在論　アネマリー・モル　三五〇〇円
ケアのロジック――選択は患者のためになるか　アネマリー・モル　三五〇〇円
作家、学者、哲学者は世界を旅する　ミシェル・セール　二五〇〇円
部分的つながり　マリリン・ストラザーン　三〇〇〇円
模倣と他者性――感覚における特有の歴史　マイケル・タウシグ　四〇〇〇円
美女と野獣　マイケル・タウシグ　三二〇〇円
ヴァルター・ベンヤミンの墓標――感覚における特有の歴史　マイケル・タウシグ　三八〇〇円
インディオの気まぐれな魂　エドゥアルド・ヴィヴェイロス・デ・カストロ　二五〇〇円

［価格税別］